PAZ MENTAL A PRUEBA DE BALAS

Descubre Cómo Desarrollar un Alto Grado de
Paz y Tranquilidad Mental en tu Vida

FABIÁN PECINA

© Copyright 2022 – Fabián Pecina - Todos los derechos reservados.

Este documento está orientado a proporcionar información exacta y confiable con respecto al tema tratado. La publicación se vende con la idea de que el editor no tiene la obligación de prestar servicios oficialmente autorizados o de otro modo calificados. Si es necesario un consejo legal o profesional, se debe consultar con un individuo practicado en la profesión.

- Tomado de una Declaración de Principios que fue aceptada y aprobada por unanimidad por un Comité del Colegio de Abogados de Estados Unidos y un Comité de Editores y Asociaciones.

De ninguna manera es legal reproducir, duplicar o transmitir cualquier parte de este documento en forma electrónica o impresa.

La grabación de esta publicación está estrictamente prohibida y no se permite el almacenamiento de este documento a menos que cuente con el permiso por escrito del editor. Todos los derechos reservados.

La información provista en este documento es considerada veraz y coherente, en el sentido de que cualquier responsabilidad, en términos de falta de atención o de otro tipo, por el uso o abuso de cualquier política, proceso o dirección contenida en el mismo, es responsabilidad absoluta y exclusiva del lector receptor. Bajo ninguna circunstancia se responsabilizará legalmente al editor por cualquier reparación, daño o pérdida monetaria como consecuencia de la información contenida en este documento, ya sea directa o indirectamente.

Los autores respectivos poseen todos los derechos de autor que no pertenecen al editor.

La información contenida en este documento se ofrece únicamente con fines informativos, y es universal como tal. La presentación de la información se realiza sin contrato y sin ningún tipo de garantía endosada.

El uso de marcas comerciales en este documento carece de consentimiento, y la publicación de la marca comercial no tiene ni el permiso ni el respaldo del propietario de la misma.

Todas las marcas comerciales dentro de este libro se usan solo para fines de aclaración y pertenecen a sus propietarios, quienes no están relacionados con este documento.

Índice

Introducción — vii

1. Aprende Por Qué Tu Cerebro Está Programado Para La Negatividad — 1
2. Inspeccione Sus Patrones De Pensamiento Con 3 Herramientas Fáciles De Usar — 15
3. Vencer el Pensamiento Negativo con 10 Poderosas Técnicas — 37
4. Eliminar La Rumiación Y El Pensamiento Excesivo De Forma Sencilla — 81
5. Reconecta Tu Cerebro, Gobierna Tu Mente Y Reduce El Estrés — 103
6. Desechar La Negatividad, La Toxicidad Y La Agresión Pasiva Como Si Fueran Zapatos Gastados — 129
7. Produce Cambios Positivos Y Observa Las Diferencias En Todas Las Áreas De Tu Vida — 149

Conclusión — 161

Introducción

¿Te has encontrado alguna vez con un insulto o fijándote en tus errores? Las críticas suelen tener más impacto que los cumplidos, y las malas noticias suelen llamar más la atención que las buenas.

La razón es que los acontecimientos negativos tienen un mayor impacto en nuestro cerebro que los positivos. Los psicólogos lo denominan sesgo negativo (también llamado sesgo de negatividad), y puede tener un poderoso efecto en tu comportamiento, tus decisiones e incluso tus relaciones.

El sesgo negativo es nuestra tendencia no sólo a registrar más fácilmente los estímulos negativos, sino también a insistir en esos acontecimientos. También conocido como asimetría positivo-negativo, este sesgo de negatividad significa que sentimos el aguijón de una reprimenda con más fuerza que la alegría de un elogio.

Este fenómeno psicológico explica por qué puede ser tan difícil superar las primeras impresiones y por qué los traumas del pasado pueden tener efectos tan duraderos. En casi todas las interacciones, es más probable que nos fijemos en las cosas negativas y que las recordemos después con mayor intensidad.

Me di cuenta de que entender algo no es lo mismo que ponerlo en práctica. Por ello, aquí encontrarás la ciencia que hay detrás de la manera en que pensamos y actividades que puedes realizar para sentir la diferencia. Entender el sesgo de negatividad no significa que poseas las herramientas para romper el ciclo, en este libro las encontrarás.

Hacer este tipo de cambios en tu vida nunca es fácil, requiere determinación, compromiso y paciencia. Si te sientes capaz de ponerlas en práctica, las herramientas que encontrarás aquí te servirán en tu día a día y entenderás por qué nos atoramos constantemente en el ciclo de negatividad.

1

Aprende Por Qué Tu Cerebro Está Programado Para La Negatividad

Lo primero que tenemos que controlar es reprendernos a nosotros mismos por nuestros patrones de pensamiento negativos. Todas las personas que te han dicho que eres una persona negativa y que no intentas ser positivo, se equivocan. La ciencia nos dice que nuestro cerebro está entrenado para prestar más atención a nuestros pensamientos negativos. Hasta cierto punto, hay una buena razón para ello.

Por un lado, cuando estamos estresados o sentimos miedo, nuestro cerebro libera las hormonas cortisol y adrenalina. Estas dos hormonas desempeñan un papel crucial en la respuesta de lucha o huida. La respuesta de lucha o huida es la que nos protege del peligro. Si tu hijo se cruza en la carretera, la primera respuesta es cogerle de la mano y probablemente gritarle porque tememos un accidente, aunque no venga ningún coche. Por otro lado, un exceso de cortisol puede tener numerosas consecuencias para nuestra salud. Algunas de ellas son:

- Aumento de peso
- Acné
- Adelgazamiento de la piel
- Fácilmente se producen hematomas
- Debilidad muscular
- Fatiga severa
- Presión arterial alta
- Dolores de cabeza

El aumento de la presión arterial, los dolores de cabeza, el aumento de peso y la ansiedad grave son también síntomas de un exceso de adrenalina. También se corre más riesgo de sufrir ataques al corazón y derrames cerebrales. Por lo tanto, la liberación de cortisol y adrenalina es generalmente algo bueno, pero en cuanto el pensamiento negativo se convierte en un problema serio, estamos poniendo en riesgo nuestra salud.

Hay otro problema con una respuesta de lucha o huida hiperactiva. Un aumento de cortisol aumenta la materia blanca en el cerebro. La materia blanca es buena para la comunicación entre la materia gris del cerebro, pero es la materia gris la que lleva a cabo los procesos. La materia gris es necesaria para hacer frente al estrés de forma eficaz. Cuando la materia blanca domina, junto con el aumento del estrés y el miedo, nos resulta más difícil descifrar los problemas complejos.

Los que no sufren de pensamientos negativos pueden dar un paso atrás y ver las situaciones desde perspectivas alternativas.

. . .

En nuestros estados elevados, esto es mucho más difícil.

También hay que tener en cuenta que, aunque nuestro cerebro es un órgano, actúa como un músculo en el sentido de que necesita entrenamiento. Sin que tengamos la culpa, nuestro cerebro ha sido entrenado de forma incorrecta. Nuestros pensamientos negativos se procesan en el córtex prefrontal derecho, justo encima del ojo derecho. En la parte superior, en el lado izquierdo del cerebro, tenemos el córtex prefrontal izquierdo.

Gracias a la tecnología que escanea el cerebro, podemos ver que las personas que sufren depresión tienen un córtex prefrontal derecho sobre desarrollado y un córtex prefrontal izquierdo subdesarrollado.

Imagínese que levanta pesas sólo con el brazo derecho: el izquierdo nunca podrá seguirle el ritmo.

Pero como el cerebro no es un músculo, ¿cómo funciona realmente?

El cerebro contiene aproximadamente 100.000 millones de neuronas, y cada una de ellas tiene una media de 7.000 sinapsis (conexiones con otras neuronas). Todos nuestros pensamientos y experiencias negativas se almacenan como recuerdos. Cada vez que recordamos algo, las sinapsis se refuerzan.

. . .

Cuanto más a menudo se accede a estos recuerdos, más rápido y fácil es que reaparezcan los pensamientos negativos (Crawford, s.f.).

¿Puede el cerebro ser realmente parcial?

El sesgo de negatividad se remonta a nuestros antepasados y a su necesidad de ser precavidos ante el peligro en el entorno. Su supervivencia dependía de ello. Por supuesto, hemos avanzado mucho desde que los hombres de las cavernas cazaban o eran cazados. No es necesario que estemos constantemente atentos al peligro, pero es un proceso automático que empieza a desarrollarse en la infancia y, para algunos de nosotros, el proceso se agudiza hasta tal punto que la negatividad nos consume.

Este sesgo de negatividad ha sido estudiado por los psicólogos durante años.

El doctor John Cacioppo, de la Universidad de Chicago, estudió la actividad eléctrica de la corteza cerebral. A los participantes en este estudio se les mostraron imágenes que estimulaban emociones positivas y otras que estimulaban emociones negativas. Los estímulos negativos provocaron un mayor aumento de la actividad eléctrica que los positivos.

El neuropsicólogo Rick Hanson confirmó que la amígdala (el área del cerebro que controla nuestras emociones y la motivación) utiliza aproximadamente dos tercios de sus neuronas para detectar la negatividad.

Esto significa que dos tercios de tus emociones y motivaciones se centran en lo negativo: ¡la definición misma de sesgo!

Es más, la amígdala toma estas neuronas supercargadas, dominantes y negativas, y las almacena rápidamente en la memoria a largo plazo. Por eso tendemos a recordar más las experiencias negativas o traumáticas que las positivas. Por eso es más fácil recordar un insulto que un cumplido. Y por qué pensamos en negativo más a menudo que en positivo.

La investigación de Cacioppo también descubrió que es más probable que tomemos decisiones basadas en información negativa que en información positiva. Además, la negatividad tiene un mayor impacto en nuestra motivación. Si nos fijamos objetivos, hay más posibilidades de que nos centremos en lo que tendremos que dejar de hacer para lograr el objetivo en lugar de lo que ganaremos al alcanzarlo. (Cacioppo et al., 2014).

Imagina que tienes una discusión con tu amigo o tu pareja.

Aunque la discusión se haya resuelto, ¿te centras en los recuerdos, las experiencias y las cualidades negativas o piensas en todos los buenos momentos que has pasado y en la razón por la que los quieres?

. . .

El cerebro está programado para pensar en lo negativo.

¿Por qué la gente rumia?

Hay una diferencia entre pensar demasiado y rumiar.

Cuando pensamos en exceso, dedicamos más tiempo del necesario a una emoción, acción o experiencia. Una mujer que elige su vestido de novia probablemente piense demasiado porque es una decisión muy importante. La decisión no está rodeada de negatividad. La rumiación es el acto de pensar en exceso sobre sentimientos negativos, cosas que han ocurrido o cosas que pueden o no ocurrir. Los ejemplos de rumiación incluyen el pensamiento continuo sobre:

-Una noche de fiesta en la que has bebido demasiado y has hecho alguna estupidez

-Un error en una presentación-Un fracaso en un examen-Una discusión con un ser querido

- El miedo a enfermar
- El miedo a perder tu trabajo/amigo/pareja
- El calentamiento global y el fin del mundo

-Un próximo evento social en el que tendrás que hablar con desconocidos.

- Y si... y si sólo...

La lista es interminable porque depende en gran medida de cada persona. Algunas personas pueden reírse de quienes rumian sobre el estado del planeta, tal vez los llamen dramáticos. Pero otros pueden considerar que alguien es dramático por preocuparse por cosas que ya forman parte del pasado.

Mientras hablaba con clientes de todos los orígenes con diferentes grados de pensamiento negativo, elaboré una lista de los pensamientos negativos más comunes y perjudiciales que rumiamos:

- Nunca podré hacer eso
- Son mejores que yo
- He fracasado/Soy un fracaso

-Nunca los perdonaré

- Debería haber hecho algo diferente
- Es demasiado tarde
- Esto va a ser un desastre
- Es demasiado difícil

-Arruinó todo mi día

Una de las causas más comunes de la rumiación es que sentimos que estamos haciendo algo para solucionar un problema. Si temes perder tu trabajo y vives cada día sobre cáscaras de huevo esperando que sea tu último día en la oficina, la rumiación se apodera de tu mente.

Nuestro subconsciente siente que, al pensar en este problema, reproduciendo diferentes escenarios, estamos buscando respuestas para evitar la pérdida del trabajo. El miedo inicial a perder el trabajo se sustituye por lo que nuestra mente cree que es una solución proactiva del problema.

Es fácil viniendo de alguien que tiene un estado mental tan iluminado. Para el común de los mortales, las cavilaciones y las preocupaciones no son algo que podamos desconectar sin más.

Aunque todo el mundo se preocupa en algún momento de su vida, cuando la preocupación se vuelve problemática, es decir, afecta al trabajo y a las relaciones, puede convertirse en un trastorno de ansiedad generalizada (TAG). El trastorno de ansiedad generalizada afecta a 6,8 millones de adultos en EE.UU. Lo que es más preocupante es que el 25,1% de los niños de entre 13 y 18 años también sufren trastornos de ansiedad (ADAA, s.f.).

Póngalo en práctica

Un ejercicio rápido para ti. Piensa en la semana pasada o en el mes pasado y haz una lista de 10 cosas que te preocupaban que ocurrieran esta semana o este mes. Ahora piensa en cuántas de ellas han ocurrido realmente. Voy a tomar una lista típica de lo que me preocuparía.

- Me iba a quedar dormido
- Iba a cometer un error con un nuevo cliente
- No sería capaz de pasar por mi clase de gimnasia.

- El metro se estrellaría.
- Mis padres me iban a regañar por pasar tiempo con ellos.
- Mis padres iban a enfermar.
- No tendría suficiente dinero para ahorrar para mis vacaciones.
- Mis amigos se iban a reír de mi corte de pelo.
- Mi jefe iba a despedirme.
- Iba a quemar la cena para los amigos ese fin de semana.

Una de mis 10 preocupaciones se hizo realidad, e incluso ésta estaba bastante fuera de mi control. Esto coincide con los datos sobre la validez de nuestras preocupaciones.

Según investigadores de la Universidad Estatal de Pensilvania, el 91,4% de las preocupaciones no se hicieron realidad para los enfermos de TAG (LaFreniere & Newman, 2018). Lo que enlaza de nuevo con el sesgo de negatividad. Nuestro cerebro está entrenado para pensar lo peor y, a pesar de nuestra inteligencia lógica, esta ocurrencia natural es difícil de detener.

Errores típicos que comete la gente al enfrentarse a los pensamientos negativos

De nuevo, cuando vemos los errores que hemos cometido con nuestros pensamientos negativos, no es otra razón para sentirnos mal con nosotros mismos. Lo que ha sucedido ha sucedido y no podemos cambiarlo. Ser conscientes de los errores comunes nos ayuda a evitar cometerlos en el futuro. Si lees esto mientras asientes con la cabeza, puedes saber que no estás solo.

Ves las cosas en blanco y negro

No siempre es una cosa o la otra, correcta o incorrecta, feliz o triste, buena o mala. La vida es demasiado complicada para ver las cosas en blanco y negro. En lugar de etiquetar algo como positivo o negativo, tenemos que ver las cosas tal y como son. Cuando nos centramos en un extremo o en el otro, nos perdemos una gama más amplia en el medio; esta zona gris puede ayudarnos a ver las cosas bajo una luz diferente y a tomar mejores decisiones.

También es más fácil hacer pequeños cambios cuando dejas de ver sólo blanco y negro. Hoy te sientes negativo. Hay muchos pasos entre lo negativo y lo positivo. Pretender ser positivo mañana puede ser un paso demasiado grande. En su lugar, mañana debemos aspirar a estar bien; al día siguiente, bien; al siguiente, feliz; y así sucesivamente.

Escondes tu negatividad bajo la alfombra
No se ve, no se piensa. Pero este no es el caso de nuestros pensamientos negativos. Puedes dejarlos a un lado, pero eso no resolverá el problema. Ignorar el problema o fingir que no existe puede empeorarlo.

. . .

Te dices a ti mismo que las cosas están fuera de tu control

En muchos casos, esto puede ser cierto. Ciertamente, hemos visto lo rápido que se nos puede quitar el control en los últimos 18 meses. La pandemia nos ha quitado gente, nos ha costado nuestros trabajos, incluso nuestras casas, y durante mucho tiempo, nuestra libertad. Sentir que se está fuera de control da miedo, pero hay que recordar que siempre hay una cosa que se puede controlar: cómo se reacciona.

Usted asume y hace predicciones incorrectas

Cuando pensamos en lo que podría ocurrir, recurrimos a nuestros recuerdos para buscar experiencias pasadas.

Si alguien come marisco y se intoxica, recordará esto antes de volver a comer marisco. Si uno monta a caballo y se cae, antes de volver a montar, se preguntará si le va a pasar lo mismo. No hay pruebas que sugieran que la historia se repita. Pero como nuestros recuerdos negativos son tan predominantes, junto con la tendencia a pensar negativamente, caeremos en el hábito de predecir resultados incorrectos.

Sólo ves la negatividad como algo negativo

. . .

Esta es una buena, pero ¿has pensado alguna vez que la negatividad y la ansiedad juegan a tu favor? Asumes que vas a perder tu vuelo, así que creas un plan de respaldo.

Volver a casa caminando sola te pone nerviosa, así que coges un taxi, que es más seguro.

No estoy diciendo que debamos celebrar los pensamientos negativos que tenemos porque tiene que haber un límite. Es importante darse cuenta de que tampoco queremos una vida 100% positiva y que, al igual que nuestros antepasados, nuestra ansiedad y negatividad pueden mantenernos un poco cautelosos.

Te centras en superar la negatividad en lugar de mejorar el autocuidado

El pensamiento negativo está interrelacionado con otros muchos problemas. Nuestra confianza está por los suelos; no nos gusta lo que vemos en el espejo o ni siquiera reconocemos quiénes somos. Estamos constantemente estresados y cansados. Aunque queremos reducir el tiempo que pasamos rumiando, también tenemos que empezar a cuidarnos a nosotros mismos como nos merecemos.

Encontrar la aguja positiva en el pajar negativo En general, la negatividad se está reproduciendo y propagando como nunca antes. Esto es gracias a las noticias, Internet y las redes sociales.

Cuando la peste negra comenzó en Europa en octubre de 1347, las noticias sobre su mortalidad no habrían llegado a América. Y no habría estado en las noticias las 24 horas del día.

De hecho, gracias a los Juegos Olímpicos, recientemente hemos tenido algunas historias internacionales inspiradoras. Pero incluso así, hay gente decidida a difundir la negatividad.

Echamos de menos los días en que las redes sociales se utilizaban para ser sociables en lugar de alimentar los miedos y el odio de los demás.

No todo es pesimismo. Si se mira bien, se puede ver a gente en el mundo que intenta cambiar las cosas. Empresas que plantan árboles, países que acogen a los desplazados por la guerra, e imágenes divertidas que sólo nos hacen sonreír.

Las redes sociales no son del todo malas. Movimientos como #BlackLivesMatter y #MeToo permiten la participación global para poner fin a comportamientos injustos. Puede que sea un pajar negativo, pero la aguja positiva sigue estando ahí.

Lo mismo ocurre con nuestro pensamiento negativo.

· · ·

Al igual que los científicos han dedicado mucho tiempo a investigar cómo está conectado el cerebro y por qué somos propensos a la negatividad, los investigadores también están buscando formas probadas de superar los patrones de pensamiento negativo e incluso de romper el ciclo de prejuicios negativos. Es posible que ya hayas probado algunos de estos métodos y, naturalmente, pienses que, si no funcionaron antes, no van a funcionar esta vez.

No todos los métodos funcionan para todo el mundo, por lo que vamos a repasar 7 pasos sencillos, pero cada paso tendrá varias estrategias para adaptarse a diferentes personalidades.

Incluso si has probado estrategias antes, inténtalo de nuevo con la mente abierta. Puede ser que la primera vez no estuvieras preparado mentalmente, o que no hubieras entendido del todo la raíz de tu pensamiento negativo.

Ahora que tenemos un conocimiento sólido de la negatividad y la rumiación, y que nuestros cerebros están conectados de esta manera particular, podemos empezar a observar diferentes patrones de pensamiento y definir claramente de dónde proviene nuestro pensamiento negativo. Quizá quieras tener a mano papel y bolígrafo para el siguiente capítulo.

2

Inspeccione Sus Patrones De Pensamiento Con 3 Herramientas Fáciles De Usar

Mientras que el primer capítulo era más bien una comprensión de por qué no debemos castigarnos por nuestra forma de ser, este capítulo profundiza en el reconocimiento de nuestros patrones de pensamiento, para que sea más fácil evitar la rumiación con las estrategias del capítulo siguiente.

Las características del pensamiento negativo y la identificación de problemas

Ayuda a entender las dos principales mentalidades que la gente tiende a tener. Una mentalidad sana es la mentalidad de crecimiento. Es aquella en la que creemos que nuestras capacidades e inteligencia pueden desarrollarse con el tiempo. Una mentalidad fija es aquella en la que uno cree que nunca dominará una nueva habilidad o que no es lo suficientemente bueno para lograr algo.

. . .

Por desgracia, con el pensamiento negativo, a menudo nos quedamos atrapados en una mentalidad fija en la que sentimos que esto nunca va a cambiar.

Uno de los primeros ejercicios que veremos en el próximo capítulo es cómo desarrollar una mentalidad de crecimiento para que realmente creas que puedes cambiar tu forma de pensar.

Podemos desglosar nuestro pensamiento negativo en 5 categorías principales:

- Los pensamientos automáticos son aquellos que aparecen de repente, e incluso puede parecer que han salido de la nada.
- Los pensamientos negativos distorsionados no se basan en pruebas ni en hechos y suelen ser erróneos.
- La negatividad creíble proviene de los hechos. o al menos de las cosas que usted percibe como verdaderas.

-Si te das cuenta de que los pensamientos negativos no son útiles, puedes descubrir que influyen en tu comportamiento.

Como hemos visto que la toma de decisiones se ve afectada por nuestra negatividad, esta categoría puede ser peligrosa porque hacemos cosas que no nos llevan a nuestros objetivos.

. . .

-- Por último, los pensamientos negativos intrusivos suelen ser aterradores, violentos o el peor escenario posible. Este tipo de pensamientos puede provocar ataques de ansiedad y pánico, ya que son extremadamente difíciles de detener.

Además, hay 12 patrones de pensamiento negativos que podemos identificar:

1. Todo o nada: Como ya hemos dicho, este es nuestro pensamiento en blanco y negro. Tus amigos te quieren o te odian, vas a destacar en tu presentación o la vas a suspender por completo.
2. Generalización excesiva: Este es un patrón de mentalidad fija. Puede que hayas tenido una experiencia negativa y veas esto como una señal de que todo saldrá igual. Si has tenido una mala cita, no tiene sentido seguir adelante porque todas serán malas.
3. El filtro mental: Como un colador, tu mente deja pasar todos los elementos positivos y sólo capta los negativos. Lo experimentamos con las críticas constructivas; aunque hay comentarios buenos, son los negativos los que se quedan.
4. Rechazar lo positivo: Es posible que te hayas dicho a ti mismo cosas positivas, pero las hayas descartado por considerarlas irrelevantes. Has perdido un kilo, pero no cuenta porque te saltaste la cena la noche anterior.
5. Hacer suposiciones: Esto puede parecerse mucho a la paranoia o a los miedos irracionales, a pesar

de sentirse muy real. Un ejemplo común es nuestra salud. Si un alimento no tiene el mismo sabor, podríamos suponer que es COVID-19 a pesar de no tener otros síntomas. Estos patrones entran en la categoría de pensamiento distorsionado.
6. Clarividencia: Leemos erróneamente la mente de los demás, pero sus pensamientos siempre van a ser negativos hacia nosotros. La gente piensa que somos estúpidos, con sobrepeso, extraños, etc.
7. La adivinación: No necesitas una bola de cristal porque sabes lo que te depara el futuro. Pero estas predicciones no se basan en hechos, sino en pensamientos negativos. No le vas a gustar a nadie en la clase de yoga, así que no tiene sentido ir. No vas a conseguir el ascenso, así que es una tontería proponer tu nombre.
8. Exagerar: Las negatividades se magnifican. Puede que hayas cometido un error y lo hagas parecer más de lo que realmente es, pero también se puede encontrar al mirar los éxitos de los demás.

Hay que tener cuidado con las redes sociales porque es fácil exagerar los logros o la felicidad de los demás por una foto.

1. Minimizar: De forma similar a la minimización de los aspectos positivos, podemos mirar nuestros éxitos y no celebrarlos por lo que realmente son.

Por ejemplo, es posible que pagues todas tus deudas,

pero en lugar de ver esto como algo estupendo, te centras en el hecho de que no tienes ningún ahorro, o te enfadas porque te metiste en deudas en primer lugar.

1. El perfeccionista: Esperar que todo salga bien todo el tiempo es humanamente imposible. Somos criaturas imperfectas y cometemos errores. Establecer objetivos poco realistas puede provocar enfado y frustración, y contribuye a la mentalidad fija de que no se puede hacer nada.
2. En realidad, sólo puedes ser duro contigo mismo por las cosas de las que eres responsable. Cuando las cosas van mal y no son culpa tuya o están fuera de tu control, lo único que puedes hacer es responsabilizarte de tus emociones; no puedes culparte de estas situaciones.

1. Etiquetas negativas: Ya sea por errores o por intentar ser perfecto, te etiquetas como débil, malo e irresponsable, y te dices a ti mismo que te mereces las cosas por las que estás pasando.

No puedo enfatizar lo suficiente que si estás atascado en un lugar donde ocurre este tipo de pensamiento, no es tu culpa. Ya hemos visto que nuestro cerebro prefiere mirar el lado negativo de las cosas.

Sin embargo, hay otra razón por la que nos resulta más difícil cambiar nuestra perspectiva para poder ver la imagen completa.

. . .

Los modelos mentales desempeñan un papel importante en la forma en que vemos el mundo y las decisiones que tomamos se basan en ello. Si nuestros modelos mentales son limitados, podemos acabar atrapados en esta visión de túnel de la negatividad.

Modelos mentales

Cuando se trata de entender el mundo, hay un gran número de complejidades. Para ayudarnos a comprender los aspectos de la vida, las conexiones entre los acontecimientos y las emociones, y las oportunidades que tenemos, existen los modelos mentales.

Los modelos mentales nos ayudan a ordenar secciones de información para que la realidad sea más clara. Muchos de nosotros notamos que la falta de claridad es lo que hace que incluso las elecciones más sencillas sean un reto. Con una comprensión más clara y realista de lo que ocurre en nuestras vidas, somos más capaces de tomar las decisiones correctas.

Los modelos mentales son como las piezas de Lego. No se puede hacer mucho con un par de piezas. La ventaja es mayor cuando se tienen más piezas.

Tomemos un entorno escolar. El gobierno establece objetivos sin entrar en el aula, y luego el profesor intenta aplicar el aprendizaje de forma divertida mientras cumple con las normas del gobierno. Los alumnos se pierden en los exámenes estandarizados y en las estrategias de aprendizaje ineficaces, y los padres se frustran con las notas y los deberes.

Cada persona tiene su modelo mental para ver la situación, pero la persona que es capaz de ver todos los modelos mentales es la que puede aportar las mejores soluciones.

Hay cientos de modelos mentales, desde el numérico hasta el humano. Nos ayuda a conocer algunos de los modelos mentales de los conceptos básicos del pensamiento. Para mejorar su capacidad de toma de decisiones, es conveniente que intente adoptar el mayor número posible de estos modelos mentales.

El mapa de su realidad

Ningún mapa es perfectamente exacto. Cuando observes tu realidad, es importante que comprendas que el mapa que has creado no va a ser perfecto. Los mapas son reducciones de territorios y están sujetos a cambios. Pueden ser cambios significativos que alteren la realidad por completo o pequeños cambios que supongan un obstáculo. En cualquier caso, el mapa no es fijo y puede quedar desfasado.

Razonamiento a partir de los primeros principios

. . .

Cuando se trata de resolver un problema, es fácil perderse en todos sus factores. Dentro de cada problema, encontrarás hechos, ideas y suposiciones. Si puedes retirar cada capa y separar estos factores, te quedarás sólo con la información que es verdadera y relevante. Volviendo al primer principio de cualquier problema, puedes descubrir soluciones basadas en información precisa.

Experimentos de pensamiento

Podemos utilizar nuestra imaginación para explorar y experimentar con todo lo que se puede conocer. Uno de los experimentos de pensamiento más famosos fue el de las bolas de Galileo. En realidad, no dejó caer bolas desde la Torre de Pisa para entender la gravedad y la aceleración. Creó un proceso de pensamiento que le permitió explorar hipótesis. El uso de experimentos mentales permite plantear hipótesis sobre situaciones, aprender de los errores y evaluar las consecuencias para evitar otros errores en el futuro.

Pensamiento de primer y segundo orden

Si se me cae una taza, se romperá. Esta es la consecuencia inmediata o de primer orden. Pero, ¿qué ocurre más adelante?

. . .

¿Cuáles son los resultados posteriores de mis acciones? Esa taza fue un regalo de mi abuela, un recuerdo que no puedo recuperar. Todas mis otras tazas no son lo suficientemente grandes como para darme el impulso de cafeína que necesito. Este es un ejemplo muy simplificado. Sin embargo, si te entrenas para pensar más allá del resultado inmediato, puedes planificar con mayor eficacia.

Probabilidad

La probabilidad utiliza la ciencia y los números para entender el resultado probable de algo.

Es un modelo mental increíble para los pensadores negativos porque proporciona una lógica innegable. Imagina que lees un titular que dice que los robos se han duplicado en Washington D.C. El pensamiento inmediato es que Washington no es seguro y no quieres ir allí. Cuando se mira la probabilidad de ser robado, es del 0,11% (FBI UCR, 2019). Si el titular fuera cierto, la probabilidad de que te roben sigue siendo solo del 0,22%. Nuestras decisiones son mucho más precisas cuando encontramos números que respaldan nuestras creencias.

Inversión

La inversión es una técnica por la que invertimos nuestros problemas y pensamos hacia atrás en lugar de hacia delante.

Normalmente, nos enfrentamos a un problema desde el punto de partida, pero si empezamos por el final, podemos ver qué obstáculos pueden surgir y eliminarlos antes de que se produzcan.

La navaja de Occam

La navaja de Occam dice simplemente que si tienes dos teorías y los resultados son los mismos, siempre es mejor elegir la teoría más simple. Esto no quiere decir que la respuesta más sencilla sea la correcta.

En algunos casos, es necesario un pensamiento crítico, más bien aplicaciones no científicas. Si volvemos a nuestra salud y tiene dolor de cabeza, la explicación más sencilla es la deshidratación y no un tumor cerebral.

La navaja de Hanlon

En nuestras mentes negativas, es fácil asumir lo peor y esto a menudo fomenta la paranoia. La navaja de Hanlon afirma que no debemos asumir que un acto es malo o poco amable cuando podría ser una estupidez. Si un compañero se olvida de reconocer tus esfuerzos, puede que no esté intentando pisotearte, sino que no haya sido lo suficientemente inteligente o empático como para pensar en cómo te sentirías.

Una vez más, al igual que la navaja de Occam, no siempre es así, ya que hay muchas personas tóxicas que utilizan el sistema en su beneficio, pero podemos utilizar este modelo para reducir el dolor de algunos de nuestros pensamientos negativos y dar a la gente el beneficio de la duda.

Su círculo de competencia

Tal vez haya algo en lo que te veas como un experto, habrá un gran número de cosas en las que eres bueno (aunque sea difícil enumerarlas ahora) y hay otras cosas de las que tienes poco o ningún conocimiento.

Si tu mentalidad es fija, no serás capaz de ver que hay áreas que te faltan, pero puedes aprender y mejorar. A veces, necesitamos aprender más antes de tomar una decisión acertada.

Estos son 9 de los modelos mentales más efectivos que pueden ser beneficiosos para combatir los patrones de pensamiento negativos. No intentes dominarlos todos a la vez porque será difícil mantener demasiados cambios radicales. El truco es siempre tomar una estrategia o técnica, practicarla y dominarla, y luego añadir otras.

Herramientas intuitivas para ponerse a prueba

. . .

Para poner a prueba tus patrones de pensamiento negativo, primero tienes que recordar que se trata de un proceso automático sobre el que no tienes control. Cuando algo aparece en tu mente, es lo que es. Puedes repetir el pensamiento y tratar de verlo de forma más positiva, puedes subestimar su importancia o sobreestimarla; esto suele ocurrir con la rumiación después del pensamiento inicial.

Para definir claramente si tienes un problema de pensamiento negativo, tienes que ser increíblemente honesto sobre tus pensamientos negativos.

Por ejemplo, si abre su cuenta bancaria y sólo hay 100 dólares, ¿cuál es esa primera reacción visceral?

Hay grados de negatividad, un espectro en sí mismo. Cuanto más honesta sea la respuesta a las preguntas, más claridad obtendrá a la hora de comprender el alcance de su negatividad.

Herramienta intuitiva n° 1

Una herramienta sencilla y agradable para empezar es la lista de 12 características negativas del patrón que vimos anteriormente en este capítulo. Coge un bolígrafo y un papel y copia las siguientes viñetas:

-Todo o nada

- Sobre generalización
- El filtro mental
- Rechazar lo positivo
- Hacer suposiciones
- Clarividencia

-Fortuna contando
-Exagerando

- Minimizar
- El perfeccionista
- Autoinculpación
- Etiquetas negativas

Comprueba si puedes asociar tus pensamientos negativos con cada uno de los anteriores; pon ejemplos reales basados en un recuerdo preciso de las situaciones. Si llevas un diario, es una buena idea volver a mirar las cosas que has escrito en lugar de basarte sólo en la memoria.

Pero no lo fuerces; si no se te ocurre ningún ejemplo, déjalo en blanco.

Si te identificas con tres o más de las características del patrón negativo, tienes que tomar medidas proactivas para hacer cambios. Cuanto más se identifique, más profundo será el problema.

Si sólo te identificas con uno o dos, eso no quiere decir que no tengas tendencias negativas, y todavía puedes poner en práctica nuestras técnicas para experimentar una vida más alegre.

Herramienta intuitiva n° 2

Debido al pensamiento automático, nuestra negatividad a veces se esconde. La cubrimos, la enterramos, sólo la dejamos salir en momentos adecuados o simplemente fingimos que no está ahí. Las siguientes 20 afirmaciones pueden clasificarse como nunca, a veces y siempre.

1. El cambio me pone nervioso y prefiero que las cosas se queden como están.
2. Tomaré el relevo cuando otras personas intenten hacer cosas porque puedo hacerlo mejor.
3. Necesito un plan antes de hacer algo.
4. Cuando hago un plan, tengo que seguir cada paso.
5. Cree firmemente que todo saldrá según mi plan.
6. Tiene que haber una razón lógica para que haga algo.
7. Utilizo muchas negaciones en mi forma de hablar.
8. Dudo a menudo de mis propias capacidades.
9. Paso mucho tiempo tratando de llegar a una decisión.
10. Digo cosas, pero no las cumplo.
11. Experimento muchas emociones negativas como la ira, los celos y la tristeza.
12. El futuro es incierto y preocupante.

13. Cuando pienso en el presente, a menudo me influyen los errores del pasado.
14. Siento la necesidad de tener razón todo el tiempo.
15. Debido a mi necesidad de tener razón, sólo confío en mí mismo.
16. Le cuesta creer lo que dicen los demás.
17. No puedo confiar completamente en nadie, ni siquiera en mí mismo.
18. No soy feliz si no alcanzo mis objetivos.
19. Hago juicios sobre los demás basándome en mis normas.
20. Soy muy terco cuando se trata de conseguir lo que quiero.

Cada pregunta tiene un significado más profundo que va más allá de lo positivo y lo negativo. Pero antes de ver estos significados, comprueba que has respondido honestamente a cada pregunta.

El miedo al cambio te va a mantener en una mentalidad fija.

No se puede evitar que se produzcan cambios y es mejor adoptar una actitud flexible en lugar de luchar contra lo inevitable.

1. Tratar de controlar todo es agotador tanto física como mentalmente. Tenemos que aprender a ceder el control a los demás, aceptar que algunas cosas no se pueden controlar y centrarnos en lo

que sí podemos controlar para lograr nuestros objetivos.

2. Tener un plan es algo bueno, pero hay un problema cuando tienes que planificar y racionalizar todo lo que haces. Nos impide disfrutar del momento y a menudo puede llevarnos al fracaso cuando nuestros planes dependen de otros.

3. De nuevo, hasta cierto punto, esto es bueno, pero sólo cuando no se lleva al extremo. Si te obsesionas con los pasos de tus planes, tus objetivos pueden ser demasiado rígidos y no dejar espacio para adaptar el plan. Esto se debe a que no todo está bajo tu control.

4. Si nuestro plan es defectuoso (lo que es muy posible si nuestro pensamiento es predominantemente negativo), nos sentiremos muy decepcionados si las cosas no salen como queremos. Nos centramos demasiado en los resultados en lugar de disfrutar del proceso y vivir el momento.

5. Un poco de lógica es razonable, pero si llegamos al extremo de no hacer algo porque no es 100% lógico, empezamos a ignorar nuestra propia intuición y podemos perdernos experiencias increíbles.

6. Las palabras negativas te mantienen en un estado de ánimo negativo. Programan tu cerebro en una forma de pensar, y se convierte en una lucha por ver algo más que lo que las palabras te están diciendo.

7. Lo mismo que las palabras negativas. Nublan nuestra realidad y hacen que sea difícil ver las

cosas de otra manera.

8. Estar indeciso retrasa el cambio y suele ser una cortina de humo para ocultar algo que te da miedo hacer o intentar. La indecisión también demuestra que no confías en tus instintos.
9. Cuando no podemos cumplir nuestras palabras, no estamos asumiendo nuestra responsabilidad. No es tan sencillo como hacer una promesa y no cumplirla. Es probable que dudes de tu capacidad para cumplirla y que temas defraudar a los demás.
10. Los sentimientos y las emociones negativas deben ser procesados y abandonados. A menudo se trata de un apego al pasado y de la incapacidad de perdonar a los demás por sus errores.
11. Es más fácil decirlo que hacerlo, pero no tiene sentido preocuparse por el futuro. Te roba energía del presente y, con todas las variables potenciales, no podemos hacer predicciones precisas.
12. Del mismo modo, preocuparse por el pasado no nos va a dar la oportunidad de hacer las cosas bien. Todo lo que ha ocurrido en el pasado te ha servido de aprendizaje. Aprovecha lo bueno y no dejes que el pasado bloquee tu pensamiento positivo.
13. La necesidad obsesiva de tener razón suele estar asociada a un ego inflado. En nuestro caso, es más probable que provenga del deseo de control.
14. Confiar sólo en uno mismo conduce a una vida muy cerrada. Es una forma de protegerte, pero en realidad sigues intentando controlar áreas de

tu vida que disfrutarías más si fueras menos rígido.
15. Una pequeña pizca de duda puede convertirse en pensamientos negativos más fuertes. Es difícil confiar en lo que dicen los demás, especialmente con la cantidad de noticias falsas a las que estamos expuestos. Sin embargo, tenemos que buscar la manera de creer lo que nos dice nuestro instinto para poder creer lo que nos dicen los demás.
16. La mayoría de las veces, estamos quemados por experiencias anteriores, y esto hace que no confiemos en los demás. Si hay personas en tu vida que te dan constantemente razones para no confiar en ellas, tienes que intentar distanciarte de ellas, al menos por ahora. El hecho de no poder confiar en uno mismo se debe a menudo a que se centra en los errores del pasado.
17. Tener objetivos realistas es importante para nuestra motivación, pero no puede ser lo único que nos haga felices. Asegúrate de tener una definición clara de lo que te hace feliz y de lo que quieres conseguir.
18. Juzgar a la gente es muy peligroso, ya que nunca sabemos realmente lo que pasa en la vida de los demás. La gente tiene sus propias dificultades y pensamientos negativos. Respeta tus propias normas y deja que los demás establezcan las suyas.
19. Esfuérzate siempre por conseguir lo que quieres. Eso no te hace egoísta, siempre que no perjudiques a los demás en el proceso. Recuerda que no puedes ser demasiado rígido con tus

objetivos. Es más importante que progreses que estar tan decidido que pierdas de vista el panorama general.

Herramienta intuitiva n° 3

Siempre es importante mirar las cosas desde una perspectiva diferente.
Por esta razón, vamos a analizar tus niveles de positividad.

De esta manera, podrás ver las cosas con una comprensión más completa de tus niveles de perspectiva. Después de todo, como nada es blanco o negro, puedes utilizar este ejercicio para crear una base para tu positividad y crecer sobre ella.

Para las siguientes preguntas, responda con un número del 1 al 5: 1 es nunca, 2 rara vez, 3 a veces, 4 habitualmente, 5 siempre o casi siempre.

1. Si ocurre algo que te obliga a cambiar tu plan, busca lo positivo en la nueva situación.
2. Te gusta, o al menos te llevas bien, con la mayoría de las personas con las que tratas/entras en contacto.
3. Crees que el próximo año será mejor que éste.

4. Puedes tomarte un momento para mirar a tu alrededor y ver la belleza del mundo.
5. Puedes distinguir la diferencia entre alguien que te da retroalimentación y alguien que sólo se queja de ti o de tus acciones.
6. Dices más cosas buenas de tus amigos y familiares que malas.
7. Crees que la raza humana hará los cambios necesarios para sanar y mejorar el planeta.
8. Te sientes decepcionado cuando alguien te decepciona o falta a su palabra.
9. En general, sientes que eres feliz.
10. Se siente cómodo siendo el objeto de sus propias bromas.
11. Tu estado de ánimo influye en tu salud física.
12. Al enumerar sus personas favoritas, usted es una de ellas.
13. En los últimos meses, ha tenido más éxitos que reveses.

Las puntuaciones superiores a 50 son excelentes, pero incluso de 45 a 50 se pueden experimentar algunos momentos de pensamiento positivo. Una vez que empiece a ver los números por debajo de 45, descubrirá que su negatividad se impone a cualquier pensamiento positivo que pueda tener. Es muy probable que esta sea la puntuación que obtenga, pero eso es lo que cabe esperar en esta fase. El objetivo en este momento es el autoconocimiento y esta lista de 13 afirmaciones puede darle algunas ideas de pensamiento positivo a las que puede aspirar.

. . .

¿Cómo sé si mi pensamiento negativo ha ido más allá de un problema?

La tolerancia al pensamiento negativo varía. Algunas personas experimentan el pensamiento negativo como algo que les pesa mucho, pero siguen siendo capaces de seguir con las tareas cotidianas.

Cuando la negatividad empieza a afectar a la capacidad de superar el día, puede ser un signo de problemas de salud mental más graves. Esto podría incluir el retraimiento social, el aumento del estrés, el trastorno de ansiedad generalizada, la depresión y/o los pensamientos suicidas, y el trastorno obsesivo-compulsivo.

También hay síntomas físicos que pueden presentarse como resultado de un pensamiento negativo continuo, tales como: - Dolores de cabeza- Dolor de pecho-Fatiga-Problemas para dormir- Malestar estomacal- Cambios severos en el metabolismo Sí usted experimenta alguno de estos síntomas emocionales o físicos, debe consultar a su médico ya que podría recomendarle una terapia.

Las técnicas que veremos en el próximo capítulo están respaldadas por la ciencia o son utilizadas por los terapeutas, así que no es que no ayuden, sino que cuando el problema está tan arraigado, ayuda hablar de los problemas.

3

Vencer el Pensamiento Negativo con 10 Poderosas Técnicas

Ahora que hemos cubierto las dos primeras letras de L.IBE.R.T.Y., aprendiendo cómo funciona nuestro cerebro e investigando los patrones de pensamiento, estamos listos para empezar a ver varias técnicas para diferentes conjuntos de problemas y áreas de nuestras vidas.

Cuando hablamos de los 7 pasos para superar la negatividad, esta etapa se llama vencer el pensamiento negativo.

Cambiar la mentalidad fija por una mentalidad de crecimiento

Lo más peligroso de la mentalidad fija es que nos impide probar cosas nuevas. La gente se convence a sí misma de que no va a ser capaz de hacerlo o de que va a fracasar pase lo que pase.

. . .

Los errores son una parte natural de la vida y, aunque no queremos cometer más errores, no podemos permitirnos estar tan nerviosos por ellos que nos quedemos estancados en la vida. Cuando se cometen errores, hay que separar las emociones de los hechos y aprender de ellos.

Por ejemplo, fui estúpido al comprar ese coche de segunda mano sin llevarlo a un mecánico para que revisara el motor. La emoción es que te sientes estúpido. No hay pruebas de ello.

Alguien le ha vendido un coche sin revelar toda la información. Lo cierto es que, al comprar un coche de segunda mano, es aconsejable que lo revise alguien que sepa cómo funciona un coche. La próxima vez que se encuentre en la misma situación, sabrá qué hacer.

Ya sea un error que cometas o algo que veas como un fracaso, utilízalo a tu favor. Una vez que empieces a practicar modelos mentales como el pensamiento de segundo orden, mejorarás a la hora de analizar los resultados y elaborar un plan que evite los mismos errores. Acepta que esto puede suponer un retroceso en tu visión general, pero el grado de retroceso dependerá de tu actitud.

Para reducir las posibilidades de que se produzcan contratiempos, puede utilizar la regla de Ricitos de Oro. La regla de Ricitos de Oro establece que hay un nivel de dificultad y desafío que es adecuado para cada persona y que fomentará niveles óptimos de motivación.

Como dice el cuento de Ricitos de Oro, un bol de gachas estaba demasiado caliente, el otro demasiado frío y el último estaba en su punto. Desglosa todas tus tareas para que te resulten difíciles, pero no imposibles. Cada vez que consigas hacer algo que te resulte adecuado, tus habilidades mejorarán y también tu confianza.

Un truco increíblemente sencillo para ajustar tu mentalidad es añadir la palabra "todavía" al final de tus frases de mentalidad fija. Una mentalidad fija diría "no puedo hacerlo". Una mentalidad de crecimiento diría "Todavía no puedo hacerlo". Es una palabra pequeña pero poderosa que te recuerda que, aunque no estés exactamente donde quieres estar, estás trabajando para conseguirlo. Otro ejemplo es que, si no puedes ver la solución a un problema, es que todavía no puedes ver la solución.

Cuidado con las dos mentalidades que a menudo nos pueden llevar a los problemas.

La primera es la falsa mentalidad de crecimiento. Es cuando crees que tienes una mentalidad de crecimiento, pero, en realidad, sigue siendo fija. No se decide de repente cambiar la forma de verse a sí mismo, sino que lleva tiempo. Todo el mundo tiene momentos de mentalidad fija y de crecimiento, incluso los más positivos.

Mientras aprendes y exploras tu mentalidad, céntrate en lo que desencadena tu mentalidad fija.

Esto nos lleva al segundo problema de una mentalidad fija no reconocida, que puede ocurrir cuando tu subconsciente te dice que no eres capaz de hacer algo.

Durante los años de la adolescencia, nos encontramos predominantemente en una mentalidad fija ya que, a esta edad, nos falta la confianza para apreciar lo que somos capaces de hacer. A veces, cuando crecemos, esta mentalidad adolescente aparece e intenta influir en nuestra forma de pensar actual.

La mentalidad de crecimiento y la fija son como un tira y afloja, la fija está controlada por el miedo y tira de ti hacia la seguridad. La mentalidad de crecimiento quiere sacarte de tu zona de confort y, por supuesto, esto da miedo. Decide de dónde vienen tus miedos.

A menudo, nuestros temores se derivan de experiencias pasadas y, aunque pueden estar justificados, conviene recordar que ahora eres una persona diferente. Has aprendido más sobre ti mismo y estás más preparado, lo que reduce la probabilidad de que ocurra lo mismo.

. . .

En 1998, los estudios descubrieron la neuro plasticidad, confirmando que los cerebros adultos son capaces de hacer crecer nuevas células cerebrales (Cohen et al., 1998). Además, mediante acciones repetidas, las sinapsis del cerebro se fortalecen, lo que ayuda a que los nuevos conocimientos pasen a formar parte de nuestra memoria a largo plazo.

La ciencia nos dice que podemos aumentar nuestras capacidades y conocimientos, ahora es cuestión de creer en uno mismo.

Póngalo en práctica Para iniciar el proceso de desarrollo de una mentalidad de crecimiento, he aquí una lista de preguntas que puede hacerse: - ¿Qué puedo aprender de esta experiencia?

- ¿Qué he aprendido hoy? (Ponte como objetivo aprender algo nuevo cada día.) - ¿Dónde puedo obtener más información?
- ¿Dónde puedo obtener opiniones sinceras y fiables?
- ¿Cuál es el plan para lograr mi objetivo?
- ¿Qué pasos he dado para lograr mi objetivo?
- ¿Me he esforzado lo suficiente?
- ¿Qué puedo aprender de los errores que he cometido?
- ¿Qué hábito, habilidad o conocimiento necesito para continuar con mi plan?

Romper el ciclo de los prejuicios negativos

Un breve resumen sobre el sesgo de negatividad: nuestro cerebro está programado para ser negativo. Los recuerdos negativos son más fuertes que los positivos, por lo que recordamos mejor lo malo que lo bueno. Aunque nuestro cerebro está programado de esta manera, como vimos en la sección anterior, podemos cambiarlo.

Lo primero que tienes que hacer es decidir si la amenaza/peligro/causa de tu sesgo de negatividad es real.

Como dijo el Dalai Lama, si la amenaza no es real, no tiene sentido que nos preocupemos y podemos pasar a las estrategias para superar el pensamiento negativo. Por ahora, veamos 4 formas de romper nuestro sesgo de negatividad.

Ver la película *Inside Out*

Sí, es una película dirigida a los niños, pero Pixar ha hecho un trabajo increíble al explicar cómo funciona nuestra memoria. Sigue a una adolescente y a cinco personajes que representan sus emociones: Alegría, Miedo, Tristeza, Ira y Asco.

. . .

Estas emociones son las encargadas de procesar y almacenar los recuerdos. La escena más significativa para nosotros es cuando la Tristeza se acerca a un recuerdo que está relacionado con la Alegría. A pesar de los esfuerzos de la Alegría, la Tristeza afecta al recuerdo.

Naturalmente, Pixar se ha tomado algunas licencias creativas con la ciencia, pero el mensaje es cierto: no podemos confiar en nuestros recuerdos, ya que nuestro sesgo de negatividad hace que los veamos de forma diferente a lo que realmente ocurrió.

Cuando sientas que estás rumiando el pasado, detente inmediatamente y busca los hechos. Si llevas un diario, utilízalo sobre tu memoria. Si hay otras personas implicadas, pregúntales.

Entender que el sesgo de optimismo no es el objetivo

Algunas personas han crecido en una familia increíblemente feliz, han visto muy pocas dificultades y sufrimientos, y han logrado todo lo que se han propuesto. Suena increíble, ¿verdad? No necesariamente.

Los que tienen el sesgo del optimismo asumen mayores riesgos sin pensar siempre en las consecuencias. No tienen miedo al fracaso, y puede que ni siquiera vean los aspectos negativos que tienen delante.

. . .

El objetivo no es sustituir un extremo por otro ni deshacerse por completo de nuestros pensamientos negativos. En algunos casos, nuestros pensamientos negativos pueden estar tratando de decirnos algo. Tenemos que aprender a escuchar el pensamiento, encontrar y analizar los hechos, y luego decidir si el pensamiento negativo está justificado.

Investiga los errores de tu ídolo

Nuestros ídolos son famosos por una razón, han logrado sus objetivos y tienen éxito.

Miramos a estas personas con admiración y nos decimos que nosotros no somos capaces de hacer lo mismo.

Pero todas las personas que han tenido éxito han pasado por sus luchas.

Para mí, es el Coronel Sanders, el fundador de KFC. Se podría suponer que se le ocurrió una receta de pollo, abrió un restaurante, abrió una cadena y se hizo rico. Su vida es inspiradora. - Su padre murió cuando él tenía 5 años.

- A los 13 años abandonó la escuela, se fue de casa y se puso a trabajar en una granja.
- Su hijo murió a los 20 años.

- Sanders puso en marcha varios negocios que fracasaron.
- Su cafetería, donde empezó a vender pollo en 1939, se quemó.
- En 1956, estaba desempleado y sobrevivía con los 105 dólares mensuales de la seguridad social.
- Empezó a enseñar a los restaurantes su receta secreta, ganando 5¢ por cada pollo que vendían.

-7 años después, a la edad de 66 años, tenía 600 locales de KFC y un año más tarde, vendió la franquicia por 2 millones de dólares.

Cada vez que Sanders tenía que cerrar un negocio, había alguien que pensaba o incluso le decía que era estúpido, que estaba loco y que no tenía lo que había que tener. A pesar de ello, siguió adelante.

La gente romantiza la vida de sus héroes, olvidando que hay toda una faceta de sus vidas de la que raramente oímos hablar en las noticias. Si miras a tu ídolo y aprecias lo que hizo para llegar a donde está, lo bajas del pedestal y puedes verlo junto a ti, como un ser humano normal.

¿Está tu cuerpo alimentando tu sesgo de negatividad?

. . .

Tres áreas a las que debemos prestar atención: el hambre, el cansancio y el alcohol. Ante un problema, no te sentirás igual si tienes hambre que si estás bien alimentado.

Cuando tenemos hambre, los niveles de azúcar en sangre descienden y podemos enfadarnos, tener dificultades para concentrarnos y sentirnos cansados. Nuestra coordinación se ve afectada, por lo que es más probable que dejemos caer o rompamos cosas y cometamos errores, lo que alimentará el sesgo de negatividad.

Cuando estamos cansados, nos cuesta más concentrarnos y nuestro cerebro no es capaz de aplicar los modelos mentales que tanto necesitamos. A pesar de lo que creemos sentir después de unas cervezas o vasos de vino, el alcohol distorsiona la realidad y hace más difícil recordar las cosas con precisión.

Si la negatividad surge cuando nuestro cuerpo no está en las mejores condiciones, nuestra mente no podrá funcionar de forma neutral o positiva. Antes de actuar con tus pensamientos negativos, decide si es el momento adecuado para actuar o si deberías comer, descansar, etc. antes.

Ponlo en práctica: La próxima vez que te sientas en una situación en la que tu mente o tu cuerpo te digan que hay que entrar en pánico pero que sólo se trata de negatividad (has evaluado que la amenaza no es real), tómate un par de minutos para escuchar tus emociones.

· · ·

Me gusta imaginar esto como la película *Inside Out,* donde cada una de mis emociones es un personaje. Imagina que estás viendo una película sobre tus emociones justificando y explicando sus razonamientos.

Después de dar tiempo a tus emociones para procesarlas, mira la situación y encuentra una cosa positiva. No tiene por qué ser algo grande o que te cambie la vida.

Digamos que te olvidaste de comprar pan, es muy molesto porque ahora vas a tener que salir de nuevo o cambiar tus planes de comida.

Pero hay un punto positivo, por qué no parar en una tienda diferente y ver si hay nuevos alimentos que puedas probar.

Pequeñas diferencias que puedes hacer en tu casa para empezar a sentirte más positivo

Nuestra casa puede ser nuestro santuario; ese espacio privado donde puedes cerrar la puerta tras un largo día, relajarte y empezar a sentirte mejor contigo mismo. Puedes cerrar la puerta a ciertas cosas, pero tu negatividad se pegará a ti como un pegamento.

La mayoría de las estrategias que estamos viendo se centran en cambios en la mente y en las percepciones. Nuestra casa puede desempeñar un papel importante en cómo nos sentimos, así que aquí hay 6 maneras de hacer que su hogar sea más positivo, según los científicos.

-Deje entrar la mayor cantidad de luz natural posible. La luz natural proviene del sol, nuestra fuente favorita de vitamina D. El cuerpo produce más vitamina D cuando se expone al sol. La vitamina D puede reducir las posibilidades de contraer la gripe (American Journal of Clinical Nutrition, 2010). Puede reducir los síntomas de la ansiedad y la depresión y disminuir el riesgo de enfermedades cardíacas (Circulation,2008).

-Haz una buena limpieza, donando, reciclando y vendiendo lo que no necesitas. El desorden en el hogar puede aumentar el estrés. No sientas que tienes que limpiar toda la casa de una sola vez, sino que te propongas hacerlo poco a poco.

-Compra una planta. Las plantas aportan una sensación de naturaleza a su hogar. El color verde es bien conocido por su efecto calmante, pero las plantas pueden hacer algo más que ayudar a relajarse. Pueden mejorar la calidad del aire, reduciendo el CO_2 y aumentando los niveles de oxígeno, lo que mejora la concentración y la productividad. Curiosamente, desde 2019, algunos médicos del Reino Unido recetan plantas de interior a pacientes con ansiedad, depresión o soledad (ManchesterCity Council, 2019).

- Pinte su casa. De nuevo, no es necesario hacerlo todo a la vez, pero piense en empezar por el espacio principal donde pasa la mayor parte del tiempo. Para quienes no se sientan cómodos reinventándose a sí mismos, refrescar las paredes es una buena manera de empezar a cambiar la imagen y no tiene por qué costar mucho. Podrá maravillarse de sus esfuerzos, sobre todo si nunca ha pintado una habitación.

-Añade color con el arte y la decoración. Se ha demostrado que ciertos colores mejoran el estado de ánimo de las personas, a menudo sin que se den cuenta, ya que cada color tiene una longitud de onda específica y una energía particular.

Los colores cálidos, como el amarillo y el naranja, levantan el ánimo. Los canales azules también tienen un excelente impacto en el estado de ánimo, al contrario que la expresión "sentirse azul". Cuando se instalaron luces azules en 71 estaciones de tren japonesas, disminuyeron en un 84% los suicidios de personas que saltaban delante de los trenes (Matsubayashi et al.,2012).

Asegúrate de elegir los tonos más cálidos de los colores. Por ejemplo, el azul oscuro puede dar una sensación de pesadez y depresión. Los tonos más cálidos del naranja pueden ayudarte a sentirte positivo, mientras que el naranja brillante provoca excitación, lo que puede dificultar la relajación.

. . .

-Experimentar con aceites esenciales. Doce estudios publicados por el Centro Nacional de Información Biotecnológica en 2017 mostraron que la aromaterapia mejoraba los síntomas de la depresión.

Algunos de los mejores aceites esenciales para mejorar el estado de ánimo son el romero, la naranja dulce, el jazmín, el ylang-ylang y la lavanda. Por supuesto, si el olor de la lavanda te irrita, no te va a ayudar, por lo que vale la pena probar diferentes aromas para ver sus efectos.

Hacer algunos o todos estos pequeños cambios no sólo va a detener los patrones de pensamiento negativo. Son consejos que crearán un entorno más positivo para ti. En un entorno positivo, te resultará más fácil buscar soluciones y alternativas más optimistas y puede hacerte sentir un poco más fuerte y más capaz de manejar tu situación.

Póngalo en práctica

No hay excusas, esta semana tienes que dar tres pequeños pasos hacia un hogar más positivo. Por menos de 10 dólares, puedes conseguir una planta de interior y un aceite esencial.

Tarea número tres, desordenar sólo una zona. Puede ser un cajón o un armario, no hace falta que pongas tus esperanzas en desordenar una habitación entera.

. . .

Estos tres objetivos son fáciles de alcanzar, por lo que se sentirá mejor consigo mismo rápidamente. Después, tómate unos días para ver si notas alguna diferencia con la planta y el aceite esencial. La semana que viene, coge otra planta y otro aceite esencial. Comprueba cómo te hacen sentir estos pequeños cambios.

Vencer los pensamientos negativos que surgen en momentos inoportunos

En un mundo perfecto, nuestros pensamientos negativos surgirían en un momento en el que pudiéramos sentarnos y trabajar la emoción. Pero, como no podemos controlar el momento en que la mente toma el control, es más que probable que hayas tenido pensamientos negativos que te hayan llevado a la ansiedad y posiblemente incluso a ataques de pánico en los momentos más inoportunos.

Durante nuestro día, hay momentos en los que no podemos permitirnos una avería. Podríamos estar conduciendo nuestros coches y no estar prestando atención a la carretera. Puede ser durante una reunión o una presentación, o quizás cuando tus hijos te necesitan.

En estos momentos tenemos que estar al máximo de nuestra capacidad, lo que significa que tenemos que vencer los pensamientos negativos, pero no olvidarlos. Se trata de una pausa para poder terminar la tarea que tenemos entre manos y luego tomarnos el tiempo necesario para entender por qué ha aparecido el pensamiento negativo y qué se puede hacer al respecto. Para detener algo en un instante, tú y tu cerebro tenéis que actuar con bastante rapidez. Es cuestión de segundos, pero no te preocupes, el cerebro es perfectamente capaz de trabajar a esas velocidades.

Las imágenes visuales pueden hacer maravillas para bloquear un pensamiento negativo.

Puede imaginarse una señal de stop, el borde de un acantilado o incluso una imagen positiva, como su helado favorito o un actor guapo, pero piense en una imagen que le haga detenerse.

Una vez que los frenos estén puestos, respira profundamente. Suena a tópico, pero la respiración diafragmática, o profunda, reduce los niveles de cortisol, disminuyendo el estrés que experimentamos. La imagen corporal ha llevado a algunas personas a cambiar su forma natural de respirar.

Al retener el estómago para favorecer un vientre plano, evitamos que la parte inferior de los pulmones se llene de aire. Esta respiración torácica puede aumentar la ansiedad.

Póngalo en práctica
Respira ahora, sin forzar, pero con normalidad. Presta

atención al número de segundos que inhalas y al número de segundos que exhalas.

Ahora, respira de nuevo, pero más profundamente, imagina que el oxígeno llena cada centímetro de tus pulmones como un globo.

Hay una regla de 4-7-8 para la respiración profunda. Inhala durante 4 segundos, mantén la respiración durante 7 y exhala durante 8. El número real de segundos no es lo más importante; debes asegurarte de que exhalas durante más tiempo que inhalas.

Ser consciente de lo profunda que puede ser tu respiración te ayudará a respirar correctamente cuando bloquees un pensamiento negativo.

Si se practica la respiración profunda con regularidad, se puede reducir la presión arterial, dormir mejor y mejorar la concentración (WebMD, 2021).

Otra técnica para detener el pensamiento negativo en el momento es practicar trucos de terapia de aversión.

Mantenga una banda elástica en la muñeca. Cuando aparezca un pensamiento negativo, haz girar la banda elástica.

. . .

Su subconsciente aprende que hay una asociación entre el pensamiento negativo y el dolor de la banda elástica.

Hay estudios que muestran resultados positivos y otros que contradicen la práctica. Por lo menos, proporcionará una distracción del pensamiento negativo original.

Tómate un momento para hacer una pausa y pensar en los personajes emocionales de tu cerebro. Despréndete de la voz crítica que escuchas para poder ver tus emociones como realmente son.

Puedes intentar añadir una frase como "Estoy teniendo este pensamiento que..." y añadir lo que estás pensando. No parece una gran diferencia, pero esto separa tus pensamientos negativos de ti como persona porque no es lo mismo que "pienso... "Finalmente, toma el control y la responsabilidad. Hay un segundo entre el momento en que podemos bloquear el pensamiento con éxito y el momento en que el pensamiento puede salirse de control.

Es difícil y, en estas situaciones, es importante ser duro con uno mismo en lugar de sentirse la víctima. Tú puedes controlar lo que ocurre a continuación.

. . .

Tú decides si continúas con la actividad que requiere tu atención o si sigues con tus pensamientos negativos. Hazte responsable de lo que ocurra después.

Piensa en tu camino hacia la positividad

La capacidad de pensar positivamente le ayudará a gestionar el estrés, a aumentar sus niveles de energía y a reducir los síntomas de la depresión. Un amplio estudio analizó a 70.000 mujeres entre 2004 y 2012. Demostró que las que eran optimistas tenían menos riesgo de sufrir enfermedades cardíacas, accidentes cerebrovasculares, varios tipos de cáncer, infecciones y enfermedades respiratorias (American Journal of Epidemiology, 2017).

El positivismo no surge de la nada. Tenemos que hacer que ocurra y, a veces, esto va a requerir un esfuerzo por tu parte. Siempre hay algo positivo si buscamos lo suficiente. Puede que no sea obvio, y puede que necesites algo de tiempo para verlo, pero estará ahí.

Si te dejan plantado en una cita, es difícil ver algo bueno.

Pero la verdad es que te has ahorrado meses de citas con alguien que nunca iba a ser lo suficientemente bueno para ti.

. . .

Está lloviendo a cántaros y tienes un millón de recados que hacer.

No hay nada mejor que sentarse junto a la ventana con una bebida caliente y ver llover una vez que has terminado todo lo que tenías que hacer.

De la misma manera, agradecer lo que tenemos aumenta la positividad, el bienestar y la salud mental. 300 estudiantes universitarios fueron divididos en tres grupos. Un grupo escribió una carta de agradecimiento a otro estudiante cada semana durante 12 semanas. Otro grupo escribió sus pensamientos y sentimientos negativos y el tercero no escribió nada.

Los resultados mostraron que los que escribieron cartas de agradecimiento no solo se sintieron mejor, sino que también experimentaron menos emociones tóxicas (Wong et al., 2016). El mismo estudio también descubrió que no era necesario compartir la carta con nadie para experimentar los beneficios.

Para poner en marcha el pensamiento positivo, es una gran idea rodearse de gente positiva. La positividad es como una bola de nieve en la cima de una montaña. Coge impulso y crece con cada vuelta. Es magnética; una fuerza de la que no puedes escapar y que nunca deberías querer.

Las personas positivas tienen una gran cantidad de energía, y ésta se contagia a los demás sin agotar sus propios niveles.

Imagina que el tiempo que pasas con personas positivas es una oportunidad para recargar tu batería. Fíjate en el vocabulario que utilizan y en que incluso la velocidad a la que hablan es enérgica.

Las personas positivas suelen ser muy divertidas y saben hacer reír a la gente. No sientas que tienes que ser la fuente de la risa, pero puedes apreciar el humor y sus beneficios. La risa libera endorfinas, que fomentan una sensación general de bienestar. Puede que no sea una carcajada completa, pero sonreír más es un buen comienzo.

Es una batalla difícil cuando uno se esfuerza por pensar de forma más positiva, pero luego enciende las noticias y todo es negativo.

No quiere decir que no puedas volver a ver las noticias, sino que tengas cuidado con la cantidad de negatividad a la que te expones.

Si te sientes deprimido, no es el momento de dejar entrar más negatividad. Si te sientes positivo, tal vez debas aferrarte a ese sentimiento un poco más. Las noticias seguirán estando ahí después.

Me resulta útil tener una aplicación de noticias. De este modo, puedo desplazarme por los titulares y elegir lo que quiero leer o ver. Es una buena manera de estar al día de lo que ocurre en el mundo sin entrar en todos los detalles que pueden ser un lastre.

Póngalo en práctica

Deja el libro o la tableta y busca algo positivo a tu alrededor. Es extraño lo que significa la positividad para cada persona.

Puede ser que tu serie favorita sea la siguiente en la televisión, que el segundo chinche que tenías parezca un poco más pequeño o que tus ventanas no necesiten ser limpiadas hasta dentro de unas semanas. A mayor escala, puede que tu madre te dé la lata con tu vida personal, pero sigue preparándote tu comida favorita cada vez que la visitas. Tu compañero de trabajo es molesto, pero tienes un sueldo fijo a final de mes.

Encuentra un pensamiento positivo y aférrate a él durante el día. Al cabo de unos días, empezará a ser más fácil.

A continuación, crea una nueva carpeta en tu teléfono, tableta u ordenador.

Haz una búsqueda rápida en Internet sobre memes y GIFs que te hagan reír. Desplázate y elige entre 5 y 10 que te hagan reír de verdad y no te preocupes si son estúpidos o no para el gusto de todos, es sólo para ti. Guarda tus memes y

GIFs en la carpeta nueva. Durante el té o el café de la mañana, échales un vistazo. Bórralos cuando sean viejos, añade otros nuevos, pero cada mañana empieza el día con una carcajada.

Hablar para ser positivo

Por alguna razón, hablar con uno mismo es un signo de locura y, sin embargo, la autoconversación negativa es perfectamente aceptable. Tenemos que poner fin a cualquier forma de pensamiento crítico hacia nosotros mismos. La autoconversación son los mensajes y opiniones que te dices a ti mismo.

Puede estar relacionado con tus habilidades, tus conocimientos o tu rendimiento en una actividad concreta.

La autoconversión negativa está estrechamente relacionada con la mentalidad fija. Es la voz interior que nos dice que no podemos hacer las cosas o que nunca podremos hacerlo. A menudo hay un montón de "qué pasaría si" y "si sólo" con la autoconversión negativa.

Por ejemplo, "Si no hubiera hecho ese estúpido comentario" o "Ojalá no hubiera aceptado hacer esto". Lo que nos decimos a nosotros mismos tendrá un gran impacto en las próximas decisiones que tomemos. Determina si seguimos intentándolo o no.

. . .

Imagina que quieres crear tu propio blog. Has escrito un par de artículos, pero nadie interactúa. La autoevaluación negativa te dice que no eres un buen escritor y que no tienes nada interesante que compartir con los demás.

Por otro lado, la autoconversación positiva te dice que tienes que trabajar en tu publicidad. En un caso, te rindes. En el otro, lo intentas de nuevo y tienes éxito. Si prestas atención a la autoconversación negativa, nunca sentirás la alegría del éxito.

Las continuas conversaciones negativas con uno mismo van a restarle confianza y pueden incluso crear distancia entre usted y los demás. Debido al miedo que infunde la autoconversación negativa, empezamos a sentirnos como si estuviéramos paralizados, atrapados en esta situación sin poder avanzar.

Aprender a elegir una autoconversación positiva es un tema más difícil, por lo que en el capítulo 7 entraremos en mayor detalle. Sin embargo, aquí hay algunos consejos sobre cómo empezar a generar más autoconversaciones positivas.

Presta mucha atención a tus palabras. A menudo se convierte en algo tan natural que no te das cuenta de la cantidad de vocabulario negativo que utilizas.

Las palabras negativas típicas son no, no, nunca, nada y nadie.

. . .

La palabra negativa asesina es "pero". Cuando se termina una frase con "pero", suele preceder a una excusa. "Podría ir al gimnasio, pero va a haber tráfico". Después, la excusa lleva a más conversaciones negativas porque nos sentimos gordos y poco atractivos.

Deja de compararte con los demás. Esto sólo provoca un discurso negativo y la visión que tenemos de los demás suele estar muy distorsionada. Si alguien consigue un ascenso por encima de ti, no es porque sea mejor que tú.

Puede que hayan tenido que hacer grandes sacrificios para llegar hasta allí o que hayan hecho cursos adicionales y hayan mejorado sus habilidades. Un amigo que siempre está entreteniendo al público no es más increíble que tú, simplemente tiene más confianza.

Póngalo en práctica

Por ahora vamos a trabajar de tres en tres. Recuerda que más adelante se hablará más de la autoconversión positiva, pero, por ahora, vamos a practicar la eliminación de la autoconversión negativa.

Dedica un día a tomar nota del vocabulario negativo que utilizas. No es necesario que escribas una lista, a menos que quieras hacerlo. Decide cuáles son las tres palabras que utilizas con más frecuencia y prohíbe su uso. Toma el viejo sistema del tarro de las palabrotas y conviértelo en tu tarro de lo negativo.

Ahora, toma tres creencias que tengas sobre ti mismo. En tu diario o en una hoja de papel, cambia estas creencias para que representen una mentalidad de crecimiento. Por ejemplo:

#1. Nunca voy a encontrar a la persona adecuada.

Todavía no estoy preparado para ser la persona adecuada en mi vida.

#2. No puedo completar un sudoku.

Este mes aprenderé a completar un sudoku.

#3. Estoy atrapado en este trabajo para siempre.

Cuando haya ganado más confianza, buscaré un nuevo trabajo.

No todas las frases son negativas. Vamos a utilizar el "pero" para eliminar las implicaciones negativas. En lugar de decir "Quiero ir al gimnasio, pero va a haber tráfico", inviértalo. "Va a haber tráfico, pero quiero ir al gimnasio". El tráfico ya no es una excusa, es una aceptación. La próxima vez que sientas que viene un "pero", inviértelo.

Cómo superar el pensamiento negativo automático

Por definición, este tipo de pensamientos son muy difíciles de detener.

Aparecen de forma inesperada y apenas tenemos control sobre ellas. Como no podemos evitarlos, es fundamental que aprendamos a manejarlos. Pero no te preocupes, tus pensamientos negativos automáticos disminuirán una vez que empieces a ver mejoras en tu perspectiva.

Lo primero que tienes que hacer es atacar los pensamientos negativos automáticos de frente. Para ello, sepárate del pensamiento, dale un poco de protagonismo y cuestiónalo. Pregúntale a esta persona si se basa en hechos o en opiniones y si hay algún consejo que respalde su presencia. ¿Han aparecido para ayudarte o para obstaculizarte?

Si te cuesta separarte del pensamiento automático, escríbelo. Parece demasiado sencillo, pero escribirlo proporciona un espacio entre tú y el pensamiento. Te da una imagen que puedes utilizar en lugar de dejar que el pensamiento dé vueltas en tu cabeza.

Llevar un registro de tus pensamientos en un papel es otra forma de entender qué tipo de pensamientos se están produciendo.

Muchas veces nos sentimos agobiados por tantos pensamientos negativos, pero si volvemos a mirar lo que hemos anotado, tienden a basarse en la misma idea. De repente, 100 pensamientos negativos automáticos pueden reducirse a 10.

. . .

¿Cuántas veces has escuchado a alguien contar la misma historia una y otra vez, pero parece olvidar que ya la has escuchado? En tu mente, no puedes dejar de pensar en lo aburrida que es esa historia, pero eres demasiado educado para decir algo.

Tu pensamiento automático negativo no tiene sentimientos. No se ofenderá ni se enfadará si te das la vuelta y dices: "Escucha, he oído esto una docena de veces y me estás aburriendo".

También puedes imaginar tu pensamiento negativo como una persona en una habitación vacía con sólo una bombilla. Sé la persona que agarra el cable y apaga la luz. Tal vez la persona esté en un barco navegando y Andrea Bocelli esté cantando "Time to Say Goodbye". El objetivo de estos ejercicios visuales es que tu mente esté más centrada en la eliminación de la persona que en el pensamiento negativo.

Los pensamientos negativos automáticos también pueden reducirse en gran medida cambiando el vocabulario que utilizamos. Los pensamientos "debería" y "no debería" provocan negatividad, ya que ejercen una presión que tal vez no puedas soportar en ese momento.

Piensa en la frase "debería ahorrar para mi jubilación". Esto es comprensible y cierto, pero¿Qué pasa si todavía no has pagado tu coche, o no has asegurado una hipoteca? La presión financiera empieza a aumentar, pero no hay un plan para alcanzar tus objetivos.

En lugar de hacer hincapié en lo que deberías hacer, crea una frase que te recuerde lo que quieres conseguir pero que genere acción en lugar de presión. "Cuando consiga una hipoteca, voy a crear un fondo independiente para mi jubilación".

Póngalo en práctica

Hoy vas a ser una tía (o tío) agonizante. Tu pensamiento negativo automático se ha personificado en un amigo y te está diciendo lo que te pasa. Tu amigo dice: "Nunca voy a poder dejar de fumar". Recuerde que no se está aconsejando a sí mismo, sino que está tratando con un amigo. ¿Qué le dirías?

Independientemente del pensamiento negativo que se le ocurra a tu "amigo", busca formas objetivas de superar su problema.

Es sorprendente lo fácil que es decir a los demás lo que tienen que hacer, pero ignorar el consejo nosotros mismos. Cuando ofrezcas orientación a otra persona, tendrás la oportunidad de comprobar lo sabio y empático que eres realmente.

. . .

Métodos para detener la espiral negativa

Según el Dr. Fred Luskin de la Universidad de Stanford, el 90% de nuestros pensamientos a lo largo del día se repiten. Ya sabemos que la mayoría de nuestros pensamientos son negativos, pero ahora consideremos cuántos de nuestros pensamientos negativos diarios están en un bucle repetitivo.

Esto supone un grave problema. En primer lugar, es un montón de ruido mental que llevamos a todas partes. Además de dificultar el pensamiento positivo, hay muy pocas posibilidades de conseguir la paz mental.

Además, aumenta la posibilidad de que un pensamiento se descontrole. Esto puede tener un efecto de tornado. Puede empezar siendo pequeño, pero a medida que va arrastrando más pensamientos a su paso, se convierte en una catástrofe.

Otra forma de verlo es como una espiral descendente de pensamientos negativos. Al igual que una roca que comienza a rodar lentamente por una colina, rápidamente toma impulso a medida que desciende.

Pongamos el ejemplo de que este mes trabajas menos horas y ganas menos de lo habitual. Puedes hacer el pago de la hipoteca, pero no podrás hacer el pago del coche. Si ocurre lo mismo el mes siguiente, entonces tendrás dos meses de retraso y corres el riesgo de perder el coche. Sin el coche, no puedes ir a trabajar y te arriesgas a perder el empleo. La espiral descendente continúa y ahora te enfrentas a la pérdida de tu casa.

Las espirales negativas pueden producirse incluso con el más mínimo pensamiento negativo. Quizá saliste corriendo y te olvidaste de vaciar la lavadora. Ahora, cuando vuelvas a casa, tendrás que volver a hacer la colada y lavar los platos que no tuviste tiempo de hacer. Los niños tienen sus actividades, y tú tenías que ayudar a un amigo a hacer su propuesta de trabajo.

Cuando la roca empieza a acelerarse, nos vemos asfixiados por todas las demás cosas que hay que hacer, incluso las que no tienen que hacerse necesariamente hoy.

El verdadero peligro viene cuando no podemos controlar estos pensamientos en espiral y nos llevan a ataques de pánico. Es posible que ya hayas notado otros efectos negativos para la salud, como el insomnio, los hábitos poco saludables relacionados con la dieta y el ejercicio, o mayores niveles de estrés y depresión.

Muchas de las estrategias anteriores ayudarán a reducir la espiral de pensamientos negativos. No hay que intentar bloquear los pensamientos ni tratar de sustituirlos por otros positivos.

· · ·

Evalúa si el pensamiento está justificado o si hay pruebas detrás de él. El truco está en actuar antes de que haya oportunidad de que se salga de control.

Para ello, visualiza tu espiral de pensamientos negativos.

Empieza por la parte inferior y deshazte de ella hasta llegar al primer pensamiento original. Acepta que este pensamiento original es un pensamiento automático, pero tienes el control de los pensamientos que le siguen. Para evitar que la espiral comience de nuevo, hay que lanzar la moneda para ver la otra cara del pensamiento original.

Si has trabajado menos horas y temes que el mes que viene ocurra lo mismo, ¿qué puedes hacer? Puedes aprovechar el tiempo libre para ordenar tu casa y vender todo lo que no necesitas. Podrías inscribirte en páginas web de trabajo autónomo y conseguir algunos pequeños trabajos que te ayuden a salir del paso.

Si tu casa está desordenada, acéptalo. Sí, es algo negativo, pero al permitir que la espiral tome el control, afectará a tus niveles de energía y motivación, de modo que cuando llegues a casa estarás demasiado agotado para hacer nada.

Céntrate en hacer algo constructivo, como una lista de tareas para ayudar a despejar tu mente. Organiza todo lo que tienes que hacer por prioridades y asigna una recompensa a cada actividad, de modo que alimentes tu cerebro con pensamientos positivos que acompañen a cada uno de los negativos.

Cada vez que sientas que el pensamiento negativo inicial aparece en tu mente, recuérdate la otra cara de la moneda. "No voy a ganar mucho con mi trabajo, pero me entusiasma limpiar mi cocina".

"Cuando termine los dos trabajos que no he hecho esta mañana, podré quitarme la ropa de trabajo y ponerme cómodo". En lugar de ello, reconocemos que el pensamiento está ahí y lo acompañamos con uno positivo.

Póngalo en práctica

Una de las formas más rápidas de hacerlo es cambiar el entorno. Si estás sentado en la cocina y comienza la espiral, aléjate. Salga a la calle, vaya a su habitación.

Al cambiar el entorno, le das a tu cerebro más cosas que asimilar. Puede recordarte algo que tienes que hacer y que te ocupará el cerebro.

Si no puedes cambiar tu entorno, cambia tu actividad.

. . .

Aunque sólo sea desde la comprobación de las cuentas hasta la respuesta a los correos electrónicos.

El cerebro necesita nuevos estímulos para aplazar la toma de control del pensamiento.

La segunda técnica es un método impresionante para detener la espiral. Coge un bolígrafo y un papel y pon un temporizador durante 15 minutos.

Durante este tiempo, tienes que escribir absolutamente todo lo negativo que tengas en mente, sea significativo o insignificante.

No hay necesidad de cuestionar la legitimidad en este momento porque el reloj está en marcha. Cuando el temporizador se agote, deberías estar libre de pensamientos negativos.

Para que la limpieza del cerebro funcione, tienes que destruir el papel. Quémalo, tíralo, tritúralo, pero no lo guardes.

El tercer método es otro consejo de visualización. Cuando los pensamientos negativos empiezan a descontrolarse, puede ser útil recordar y visualizar cómo funciona el cerebro.

. . .

No te preocupes por todos los términos técnicos del cerebro.

Yo me imagino mi cerebro como un globo con manchas azules y rojas. Las azules son mis pensamientos negativos y las rojas, positivos.

Todas estas manchas están rebotando y entrando en contacto unas con otras. Cuando las manchas azules se juntan, se hacen más fuertes, ocupando todo el espacio. Mi trabajo es la defensa. Cada vez que siento que estas manchas azules negativas se juntan, tengo que colocar una en medio.

La cuarta técnica consiste en imaginar tus pensamientos negativos como el teletipo de las noticias. Es el texto que aparece en la parte inferior o superior de la pantalla mientras ves otras noticias.

Es un carrete constante de texto con espacios muy breves. Trátalos como pausas en tus pensamientos negativos. Esta técnica permite que los pensamientos negativos existan en lugar de ignorarlos, pero da a tu mente momentos de paz mientras te concentras en la pausa. Cada vez que llegue la pausa, hazla un poco más larga.

. . .

Consejos esenciales para eliminar los pensamientos tóxicos

Los pensamientos tóxicos son el extremo del pensamiento negativo. Son viciosos y pueden aumentar seriamente el estrés y la ansiedad. Los pensamientos tóxicos pueden referirse a nosotros mismos, pero también a los demás.

Cuando un conductor comete un error delante de ti, ¿lo dejas pasar, o te enfadas con él en tu cabeza? La rabia es tóxica. Hay varias razones para nuestros pensamientos tóxicos: - Personalizamos nuestros fracasos (no soy lo suficientemente bueno).

- Tememos el rechazo (No me querrán si...).
- Esperamos la perfección (debería haber sido mejor).
- Nos vemos a nosotros mismos como la víctima (Esto es sólo mi suerte).
- Culpamos a los demás (si hubieran llegado a tiempo, nada de esto habría ocurrido).
- No apreciamos el verdadero significado de la felicidad (Si tuviera más dinero...).
- Sentimos la necesidad de justificar nuestro mal comportamiento (tuve que hacerlo porque...).

Si los pensamientos tóxicos se refieren a ti mismo o a tus capacidades, tienes que volver atrás y determinar si están justificados. Si te preocupa cómo se sentirán los demás por tus reacciones, piensa si su opinión tiene más valor que tu propia felicidad.

. . .

Hay personas tóxicas en el mundo cuyas opiniones no deberían afectarte en absoluto. Sus frases hirientes no se basan en la verdad, sino que son una herramienta para conseguir lo que quieren. Es esencial que te alejes de cualquiera que provoque pensamientos tóxicos. Al menos, aléjate de ellos hasta que seas lo suficientemente fuerte como para lidiar con las personas tóxicas.

No eres una mala persona y es perfectamente normal ser víctima de la envidia. Sin embargo, no puedes permitir que los pensamientos tóxicos te conviertan en víctima. La hierba no es más verde en el otro lado. La hierba es más verde donde la riegas.

Si alguien tiene una cualidad o un objeto material que tú quieres, no hay ninguna regla que diga que no puedes tener lo mismo.

La situación en la que te encuentras no se debe a la mala suerte o al destino. Hay una alternativa positiva que puedes elegir si quieres.

Hablando de césped, a menudo miro el jardín de mis vecinos y envidio sus flores. Quería poder cultivar fresas para comer y recoger mis propias hierbas. Esto me hizo sentir amargura y un poco de resentimiento hacia ellos. No era culpa de ellos que yo no tuviera esa habilidad y ellos no me impedían aprender.

. . .

Me tragué mi orgullo y les pedí consejo. No solo estuvieron encantados de compartir sus consejos de jardinería, sino que además ahora tenemos una gran relación, lo que ha mejorado mi vida social fuera del trabajo y la familia.

Póngalo en práctica

Esta práctica consiste en superar los pensamientos tóxicos con bondad. Es una práctica diaria. Primero, encuentra lo bueno en alguien.

Cuando alguien diga algo que te haga pensar de forma tóxica, busca lo bueno que tiene. Por ejemplo, si alguien te hace una crítica constructiva, tu primer pensamiento puede ser tomarlo como un ataque negativo. Vuelve a pensar en lo que han dicho y piensa en que realmente estaban tratando de ayudarte.

Cada día, di algo bueno a alguien. Hazle un cumplido. Una vez más, tienes que encontrar primero lo bueno de esa persona para que tus palabras amables sean auténticas. En un mundo en el que la gente es tóxica con los demás antes de ser amable, estás dando un gran ejemplo de cómo deberían ser las cosas.

Pronto, la gente se dará cuenta y empezará a devolver las palabras amables.

. . .

Por último, cada día, tómate un momento para ser generoso. Esto no tiene por qué costarte mucho dinero. Sé generoso con tu tiempo o con tu comida. Si ves a alguien que tiene un día peor que el tuyo, invítale a un café y aprecia su sonrisa.

Cuanto más bien puedas hacer, mejor te sentirás sobre ti mismo y más fácil será desechar los pensamientos tóxicos que no tienen evidencia.

Cómo hacer frente a los pensamientos negativos que regresan

Los pensamientos negativos que vuelven a aparecer pueden ser una combinación de los mencionados anteriormente. Pueden ser pensamientos tóxicos causados por el comportamiento de otras personas o por el tuyo propio. Puede que empiecen siendo pequeños, pero que crezcan a medida que vayas rumiando más. Puede que hayas identificado un pensamiento negativo automático que sigue reapareciendo.

Sea cual sea el desencadenante de esos pensamientos que siguen apareciendo, hay que recordar que cambiar la forma de pensar va a llevar tiempo. Al igual que con cualquier otro problema de salud mental, hay que dedicar tiempo y esfuerzo para que se vean los resultados.

. . .

Esto va a requerir paciencia y, sobre todo, compasión hacia ti mismo. Probablemente hayas sentido que tu negatividad se ha apoderado de ti hasta el punto de sentir que no mereces cuidarte y mimarte. Más adelante hablaremos del autocuidado. Sigue haciendo pequeños cambios en tu casa para crear un entorno más positivo.

Cuestiona constantemente de dónde vienen esos pensamientos negativos. Y, para esos pensamientos persistentes que no se rinden, personifícalos y hazles saber que estás cansado de la misma historia.

Si aún no lo ha hecho, ahora es el momento de empezar un diario. Como el progreso es continuo, es muy beneficioso dedicar de 10 a 15 minutos cada día a escribir cómo se siente.

Esto le da tiempo para procesar sus pensamientos y sentimientos y analizar los que están distorsionados. Muchas personas recurren al diario cuando no se sienten cómodas hablando con otras personas sobre cómo se sienten.

Póngalo en práctica

De momento, anota todas las cosas que haces en una semana que han contribuido a tu propia salud y bienestar. ¿Qué cosas positivas estás haciendo? ¿Vas andando al trabajo en lugar de coger el coche?

. . .

¿Duermes lo suficiente y tienes tiempo para ti? ¿Y tú dieta, crees que es equilibrada?

Para seguir avanzando en tu camino hacia una perspectiva positiva, necesitas tener fuerza interior. Tómate este tiempo para descubrir cómo estás potenciando tu fuerza interior.

Ahora tiene un arsenal de herramientas que le permitirán tomar el control de todos los diferentes tipos de pensamientos negativos. No todas te van a funcionar porque todos tenemos personalidades muy diferentes. No las descartes sin darte tiempo para apreciar la diferencia. Comprueba la diferencia que supone cada método.

ejemplo de cómo deben ser las cosas. Pronto, la gente se dará cuenta y empezará a devolver las palabras amables.

Por último, cada día, tómate un momento para ser generoso.

Esto no tiene por qué costarte mucho dinero. Sé generoso con tu tiempo o con tu comida. Si ves a alguien que tiene un día peor que el tuyo, invítale un café y aprecia su sonrisa.

. . .

Cuanto más bien puedas hacer, mejor te sentirás sobre ti mismo y más fácil será desechar los pensamientos tóxicos que no tienen evidencia.

Los pensamientos negativos que vuelven a aparecer pueden ser una combinación de los mencionados anteriormente. Pueden ser pensamientos tóxicos causados por el comportamiento de otras personas o por el tuyo propio. Puede que empiecen siendo pequeños, pero que crezcan a medida que vayas rumiando más. Puede que hayas identificado un pensamiento negativo automático que sigue reapareciendo.

Sea cual sea el desencadenante de esos pensamientos que siguen apareciendo, hay que recordar que cambiar la forma de pensar va a llevar tiempo. Al igual que con cualquier problema de salud mental, hay que dedicar tiempo y esfuerzo para que los resultados se vean.

Esto va a requerir paciencia y, sobre todo, compasión hacia ti mismo. Probablemente hayas sentido que tu negatividad se ha apoderado de ti hasta el punto de sentir que no mereces cuidarte y mimarte. Más adelante hablaremos del autocuidado. Sigue haciendo pequeños cambios en tu casa para crear un entorno más positivo.

Cuestiona constantemente de dónde vienen esos pensamientos negativos. Y, para esos pensamientos persistentes que no se rinden, personifícalos y hazles saber que estás cansado de la misma historia.

. . .

Si aún no lo ha hecho, ahora es el momento de empezar un diario. Como el progreso es continuo, es muy beneficioso dedicar de 10 a 15 minutos cada día a escribir cómo se siente.

Esto le da tiempo para procesar sus pensamientos y sentimientos y analizar los que están distorsionados. Muchas personas recurren al diario cuando no se sienten cómodas hablando con otras personas sobre cómo se sienten.

El próximo capítulo se centrará en la rumiación. Lo que nos mantiene despiertos por la noche y nos impide vivir en el presente. Con la información y los ejercicios prácticos, podrás desarrollar una mejor capacidad de toma de decisiones y hacer las elecciones que te lleven a una vida mejor.

4

Eliminar La Rumiación Y El Pensamiento Excesivo De Forma Sencilla

Ya hemos hablado de la diferencia entre los pensamientos negativos y la rumiación. Aunque la rumiación puede implicar pensamientos negativos, es más una sensación constante de fastidio que una sensación de asfixia.

Muchas personas sienten que la rumiación les hace pasar demasiado tiempo pensando en su pasado y en su futuro, una zanja en la que están atrapados y que les impide vivir el presente.

No hay botón de apagado y la gente a menudo se encuentra despierta toda la noche con estos pensamientos extremadamente intrusivos.

En la mayoría de los casos, somos capaces de poner un poco de espacio entre nosotros y la rumiación, pero eso no detiene el problema, ya que sólo nos golpeamos a nosotros mismos por pensar demasiado y preocuparnos.

Tenemos que esforzarnos por dejar de rumiar para que nuestros pasados y futuros no definan quiénes somos en este momento. Al hacerlo, podemos vivir con más claridad y una mejor comprensión de nuestras circunstancias.

Veamos un ejemplo real de pensamiento negativo y rumiación.

Paul se separó de su novia hace unos 6 meses. Ella dijo cosas muy duras sobre su aspecto físico y su personalidad.

Su pensamiento negativo le hacía repetir estas palabras una y otra vez. Creía que era una mala persona y que su ex tenía toda la razón. Que era un inútil, que no tenía agallas y que había engordado durante el tiempo que estuvieron juntos.

Sus cavilaciones le hicieron pensar en que debería haber empezado a jugar al fútbol con sus amigos para controlar su peso.

Pensó en el futuro y en que nunca iba a tener la confianza de conocer a otra mujer a su edad.

. . .

Quería cambiar su personalidad para gustar a más gente.

Los cambios que quería hacer le abrumaban hasta el punto de no poder hacer nada al respecto.

Paul tiene que trabajar en su pensamiento negativo porque lo único que su novia había dicho que estaba basado en la evidencia era el ligero aumento de peso.

Mientras que el capítulo anterior puede ayudarle a superar los patrones de pensamiento negativo, este capítulo le ayudará a superar la continua rumiación.

7 formas de combatir la rumiación y el exceso de pensamiento

Cuando la rumiación comienza, hay que ponerle fin lo antes posible. Así evitarás que se descontrole y te lleve a pensamientos aún más oscuros.

Al igual que con muchos de nuestros procesos de pensamiento, el primer paso es entender nuestros desencadenantes. ¿Qué es lo que ha provocado la rumiación? ¿Estabas haciendo una actividad concreta o con una persona determinada?

. . .

Ejemplos:

- Visitar una ciudad a la que fuiste de vacaciones con tu ex te va a traer recuerdos.
- Pasar tiempo con una persona tóxica puede llevarte a cuestionar que no estás empleando tu tiempo de forma inteligente.
- Cocinar los mismos platos que tu abuela fallecida te hará sentir la pérdida y el luto.
- El visionado de una determinada película puede hacer aflorar emociones relacionadas con tus propias experiencias.

Esto no quiere decir que no puedas volver a hacer estas cosas. Sólo significa que, antes de volver a visitar estos desencadenantes, debes tomar el control de tus pensamientos excesivos. A continuación, te explicamos cómo hacerlo.

1. **Encontrar una distracción**

Muchas personas descubren que la rumiación comienza cuando la mente no sabe qué hacer. Si estás concentrado en una actividad, tu mente está demasiado ocupada para pensar en otra cosa.

En cuanto detectes los primeros signos de exceso de pensamiento, levántate y haz algo diferente. Ve a dar un paseo, haz limpieza o lee un libro.

. . .

Para estos momentos, recomiendo encarecidamente las aplicaciones de entrenamiento cerebral y los rompecabezas en el teléfono. No solo dejas de rumiar, sino que también le das a tu cerebro un entrenamiento positivo.

2. Hablar con la gente

A veces, una llamada telefónica a un amigo o familiar es suficiente para distraer el cerebro. No hace falta que comentes lo que te preocupa, sobre todo si te preocupa cómo se sienten los demás por tu constante preocupación.

Por otro lado, si se aborda el tema de una manera que no parezca una mera queja de la vida, se pueden obtener algunas ideas sorprendentes.

En lugar de decirle a la gente lo que te preocupa, hazle saber que estás preocupado y pídeles consejo sobre cómo puedes superarlo.

La gente está mucho más dispuesta a prestarte atención cuando quieres hacer algo al respecto en lugar de limitarte a quejarte.

No es necesario que sigas sus consejos, pero considéralos.

3. Hacer un plan

La rumiación es a menudo un truco que nos hace nuestro cerebro para pensar que se nos ocurren soluciones cuando en realidad, sólo estamos atascados.

Define el problema que te preocupa en una sola frase. A continuación, empieza a trabajar hacia atrás en cada paso para tener un plan de acción para resolver el problema.

No olvides que cada paso debe ser pequeño y manejable.

4. **No esperes a pasar a la acción**

Siempre aconsejo a la gente que el primer paso de sus planes de acción sea algo que puedan hacer inmediatamente. Si tu plan comienza con "habla con X sobre Y", lo harás la próxima vez que lo veas. Así se pone en marcha.

Si te preocupa tu salud y quieres empezar a comer más frutas y verduras, no esperes a que abran las tiendas.

El primer paso de tu plan de acción debe ser encontrar 3 nuevas recetas saludables, lo que puedes hacer de inmediato.

5. **Cuestiona tus pensamientos excesivos**

Al igual que con nuestros pensamientos negativos, es esencial decidir si la causa de tu rumiación es justificable.

. . .

¿Tienes realmente un problema que puedes resolver o la fuente de tu preocupación está en manos de otra persona? ¿Estás perdiendo el sueño por una presentación, pero tu compañero de trabajo está preparando el material y tú sólo tienes que presentarte? ¿Es posible que hayas perdido la perspectiva y que un grano de arena se haya convertido en una montaña?

Cuestiona tus pensamientos y desafíalos.

7. Reevalúe sus objetivos

Tener objetivos es una ayuda importante para conseguir nuestros deseos. Sin objetivos es fácil quedarse en esta zanja sin movimiento. A veces, nos fijamos objetivos inalcanzables, y esto nos lleva a pensar en cómo vamos a alcanzarlos en lugar de crear el plan para llegar a ellos.

También tenemos que tener cuidado de que nuestros objetivos no requieran perfeccionismo.

¿No es mejor aprender primero a restaurar muebles y luego trabajar para perfeccionar la técnica? ¿No hay que intentar correr una media maratón antes de una maratón? Se puede perfeccionar una habilidad, con el tiempo. Pero si tu objetivo es conseguirlo a la primera, el acto de empezar será aún más desalentador.

. . .

8. Da un empujón a tu autoestima

Las personas que piensan mal de sí mismas son más propensas a rumiar. Tanto la rumiación como la baja autoestima pueden estar relacionadas con un mayor riesgo de depresión.

Todos somos buenos en algo si nos esforzamos lo suficiente.

Puede ser algo pequeño, como terminar un crucigrama en tiempo récord, resucitar plantas o cocinar postres de calidad de restaurante.

No sientas que tienes que presumir de tus habilidades ante el mundo, sino que tómate el tiempo necesario para disfrutar de estas actividades y para desarrollarlas, así como para aprender nuevas habilidades.

Aprender a no dejar que el pasado y el futuro dicten tu presente

Según un estudio de los psicólogos Matthew Killingsworth y Daniel Gilbert, pasamos el 46,9% de nuestro día de vigilia pensando en algo distinto a la tarea que estamos haciendo. Es decir, casi un 47% de nuestro tiempo pensando en el pasado, en el futuro o en acontecimientos que tal vez ni siquiera se produzcan.

. . .

Nuestros días están llenos de acontecimientos, algunos parecen insignificantes y mundanos, como conducir hasta el trabajo.

Otros son oportunidades únicas en la vida, creando recuerdos con nuestros hijos, padres o amigos. Cuando no somos capaces de disfrutar del presente, la mente se apodera de nosotros y nos roba estos momentos especiales.

Es cierto que ir en coche al trabajo no es precisamente algo especial, pero podríamos encontrar la forma de disfrutarlo en lugar de pensar demasiado. ¿Por qué nos tomamos el tiempo de crear una comida deliciosa, pero luego nos la comemos en cuestión de minutos porque hay otras cosas que hacer?

Nos robamos estas pequeñas alegrías de la vida preocupándonos por lo que ha pasado o por lo que está por venir.

Rumiando el pasado

Al igual que todos los tipos de pensamiento excesivo, es conveniente que lo elimines tan pronto como te des cuenta de que tu mente ha empezado a pensar en el pasado. Para ello, cambia de actividad y haz que tu cerebro piense en otra cosa.

. . .

No vamos a ignorar ese pensamiento porque volverá a aparecer. Vamos a programar un momento para tratar con él.

Cuando estés en el estado de ánimo adecuado, a menudo después de hacer ejercicio o de lograr un pequeño objetivo, vuelve a abordar el pensamiento pasado. Para empezar, ahora tienes el control porque no es un pensamiento automático que acaba de surgir.

Vuelve a escribir el evento pasado, pero con un final más equilibrado y objetivo. No vas a cambiar el resultado, pero esto te dará la oportunidad de ver tanto lo bueno como lo malo.

Imagina que has tenido una discusión con tus padres y que todavía estás repitiendo lo que se dijo por ambas partes.

Actualmente, sigues enfadado y molesto y esto puede estar influyendo en tu forma de pensar y en que todo sea malo.

Mirándolo desde una nueva perspectiva, quizá veas que, aunque deberías disculparte por la forma en que hablaste, tienes la oportunidad de reiterar lo que te había molestado. El resultado final será otra conversación con tus padres y una relación más fuerte.

. . .

Rumiando el futuro

Esto es lo que hemos caracterizado como lectura de la mente o adivinación. Independientemente de lo que sea más probable que ocurra, los prejuicios negativos y las experiencias pasadas hacen que nuestra mente salte directamente al peor escenario.

El ejemplo más clásico de esto es "¡Tenemos que hablar!" Si se trata de tu pareja, te están dejando. Si se trata de tu hijo, está abandonando la escuela. Si se trata de tus padres, se están muriendo. Si es tu jefe, te despiden. Nadie ha oído nunca las palabras "Tenemos que hablar" y ha pensado que le iban a subir el sueldo. El cerebro no está conectado de esa manera.

Sin embargo, este miedo constante a lo que va a ocurrir en el futuro, conocido como ansiedad anticipatoria, puede impedir que nos concentremos. También puede afectar a nuestras emociones y a nuestra capacidad para gestionarlas.

Físicamente, podemos ponernos nerviosos o experimentar tensión en el cuerpo. Si esto se prolonga, es normal que tengamos problemas para comer, dormir y hacer nuestra vida cotidiana.

La ansiedad anticipatoria puede ser un síntoma de ansiedad social, fobias, TEPT y trastornos de pánico. En estos casos, es posible que necesites ayuda profesional para llegar al origen de la ansiedad, especialmente si se ha convertido en un miedo que te impide hacer cosas (por ejemplo, el miedo a los perros te impide ir a cualquier parque y la visión de un perro te provoca un ataque de pánico).

La forma más importante de superar las cavilaciones sobre el futuro es cuidar el cuerpo. La conexión entre el cuerpo y la mente es extremadamente poderosa y tener un cuerpo sano alivia la tensión de la mente. Crear una rutina que incluya una dieta equilibrada, ejercicio y tiempo suficiente para dormir es un buen comienzo.

También puedes reducir la cafeína y el azúcar, que suelen poner a la gente un poco nerviosa. Puedes sustituir estos hábitos por técnicas de relajación para relajar aún más la mente y el cuerpo. Más adelante hablaremos de ello.

Técnicas para dejar de rumiar y dormir mejor

Dicen que nunca hay que irse a la cama con el estómago lleno, pero lo que es igualmente útil es no irse a la cama con la mente llena. La hora de acostarse es uno de los peores momentos para rumiar. No hay distracciones y el silencio parece alimentar nuestro pensamiento.

. . .

Antes de ver lo que puedes hacer, tómate un momento para considerar lo que debes evitar hacer. Como se ha mencionado anteriormente, la cafeína no te va a ayudar.

Lamentablemente, deberías dejar el café de la tarde. Para tener más posibilidades de conciliar el sueño, debes intentar dejar la cafeína después de las 3 de la tarde.

El ejercicio va a ayudar, pero, de nuevo, hay que elegir el momento adecuado. Evita el ejercicio aeróbico al menos 90 minutos antes de irte a la cama, o todavía sentirás la energía del entrenamiento y eso afectará a tu ciclo de sueño.

Ten cuidado con lo tarde que trabajas por la noche. Hoy en día, parece perfectamente normal trabajar en casa por la noche, incluso responder a mensajes y correos electrónicos hasta el momento de irse a la cama.

Puede que sientas que estás siendo productivo y que hay menos cosas que hacer por la mañana, pero ocurre lo contrario. Si no hay suficiente tiempo entre la desconexión del trabajo y el momento de irse a la cama, te lo vas a llevar.

También puede pensar que llevarse el teléfono a la cama o ver una serie en la tableta ayuda a distraer la mente y facilita el sueño. La ciencia nos dice lo contrario.

. . .

Todos los aparatos electrónicos emiten luz azul. Esta luz azul tiene una longitud de onda muy corta, lo que retrasa la producción de melatonina, la hormona que nos hace sentirnos soñolientos. No sólo hay que evitar la tecnología en el dormitorio, sino también cambiar las bombillas brillantes por colores cálidos, que son más relajantes.

Cómo afrontar los pensamientos intrusivos no deseados

Los pensamientos intrusivos son un tipo de pensamiento negativo. Son patrones involuntarios de imágenes o pensamientos que son perturbadores y pueden conducir a la depresión. Las imágenes y los pensamientos son tan fuertes que las personas pueden obsesionarse con ellos. Los pensamientos intrusivos están estrechamente relacionados con el TOC y el abuso de sustancias.

Los pensamientos intrusivos forman parte de la vida cotidiana.

Un estudio de la Universidad de Concordia reveló que el 94% de las personas experimentan estos pensamientos. Sin embargo, hay que controlar estos pensamientos antes de que se conviertan en pensamientos obsesivos o en problemas de salud mental más graves.

Los pensamientos intrusivos pueden ser cosas como el miedo a contraer una enfermedad o dolencia, que ha sido muy común desde el brote de coronavirus. Pueden ser imágenes de infracción de la ley, de hacer daño a alguien, o pensamientos o imágenes inapropiadas de sexo.

Una persona casada puede pensar en tener una aventura, un destello de una imagen si ve a alguien que le gusta. Cuando no puede apartar este pensamiento de su mente y empieza a afectar a su relación, se ha convertido en un pensamiento obsesivo y posiblemente en un signo subyacente de TOC.

Cuando alguien sufre pensamientos intrusivos de TOC, el miedo será muy específico para él. La mayoría de nosotros se ha preocupado en algún momento por el coronavirus, pero sólo los pensamientos intrusivos del TOC se centrarían en un miedo específico, como morir en un accidente de coche o la muerte de un familiar. La angustia emocional que siente esta persona puede ser indescriptible, especialmente cuando son tan detallados. Los pensamientos intrusivos del TOC pueden convertirse en ansiedad social grave.

Al igual que los pensamientos negativos y la rumiación, los pensamientos intrusivos pueden estar relacionados con la depresión. Además, más del 25% de los pacientes con TOC cumplen los criterios de un trastorno por abuso de sustancias (Journal of Anxiety Disorders, 2008).

Si sientes que tus pensamientos intrusivos están fuera de control y se han convertido en una condición más seria, es una buena idea buscar ayuda profesional. La terapia cognitivo- conductual ha tenido mucho éxito en el tratamiento de los pensamientos obsesivos.

Cómo vencer los pensamientos intrusivos

1. El primer paso es comprender por qué esos pensamientos intrusivos le causan tanto malestar. La razón puede ser un desencadenante.

Desgraciadamente, si alguien cercano a ti tose, una de las primeras imágenes que te vienen a la cabeza es que tiene COVID-19, y que ahora estás infectado. ¿Es este un pensamiento intrusivo razonable?

Existen numerosas razones por las que alguien puede toser, también puede llevar una máscara y vacunarse. Adoptar un enfoque práctico le ayuda a determinar si el desencadenante justifica el pensamiento.

En el caso de los pensamientos que te sorprenden y que no parecen provenir de una ocurrencia lógica, considera si van en contra de tus valores.

Una imagen tuya hiriendo a otro ser humano puede estar muy en contra de tus creencias, y por eso te molesta tanto.

Para un asesino en serie asociado, la imagen no tendrá el mismo impacto.

Cuando puedas definir claramente tus valores fundamentales, entenderás por qué estos pensamientos te provocan una reacción tan fuerte.

1. No podemos bloquearlos ni evitarlos. Fingir que no existen puede hacer que tu mente preste más atención a los pensamientos y esto te resultará más difícil de superar. Para minimizar el efecto del pensamiento intrusivo, acéptelo, reconózcalo y visualice el pensamiento pasando a través de usted mientras sigue adelante.
2. Intenta no reaccionar con miedo o con temor. Aunque sea difícil, es esencial que recuerdes que esto es sólo un pensamiento y que lo que piensas o imaginas no es una realidad.

Si te imaginas pobre y sin hogar, no significa que lo seas o que estés destinado a serlo. Podemos sentir una inmensa cantidad de miedo por nuestros pensamientos intrusivos, pero no podemos dejar que el miedo nos controle de manera que acabemos haciendo algo que no es razonable.

Reconoce que el hecho de que este pensamiento haya aparecido no significa que tengas que actuar en consecuencia.

Tómate un momento para respirar lenta y profundamente y, con cada respiración, exhala ese miedo mientras la tensión se libera de tu cuerpo.

1. No te tomes a pecho tus pensamientos intrusivos. No son mensajes de tu subconsciente que describen tus deseos subyacentes. Son pensamientos que no puedes controlar y no te convierten en una mala persona. Sentirse mal o incluso culpable por algo que no es la realidad y que no ha sucedido sólo aumenta la tensión mental.

Recuérdate a ti mismo lo fácil que es dejar de lado los pensamientos positivos.

Imaginas que te va a tocar la lotería; te dices a ti mismo que no va a ocurrir y sigues adelante sin más emociones.

Practica esto con los pensamientos intrusivos.

1. No cambies tu vida basándote en tus pensamientos. He visto a gente evitar aeropuertos por imágenes aterradoras, fiestas por miedo a hacer el ridículo, incluso conducir un coche por pensamientos de atropellar a un peatón.

Las personas que cambian su forma de vivir basándose en sus pensamientos intrusivos no van a dejar de tenerlos. Sólo lleva a vivir una vida basada en los miedos, lo cual es desgarrador, ya que puedes perderte muchas cosas. Enfréntate a los pensamientos intrusivos de frente en lugar de intentar ajustar tu realidad.

. . .

Cómo dejar de tomarse a pecho las opiniones de los demás

El peor consejo que he escuchado una y otra vez es "No te tomes las cosas tan a pecho". Es una idea maravillosa, pero ¿dónde están los consejos? ¿Cómo puedo hacerlo realmente?

¿No sería estupendo tener una capa de piel más gruesa y dejar que las opiniones de los demás reboten en ti? Para la mayoría de nosotros, no es tan fácil y es una causa enorme de rumiación.

Así es como las opiniones de los demás nos hacen pensar demasiado. Si le abres la puerta a alguien y no te da las gracias, es una falta de respeto. Nuestra mente nos lleva a pensar que no somos dignos de respeto, lo que puede derivar en sentimientos de inutilidad. Si la gente te mira como si no tuvieras valor, quizá sea cierto.

Albert Ellis, el padre de la Terapia Racional Emotiva del Comportamiento, le diría que no es la acción la que provoca sus emociones, sino cómo interpreta la acción. Esta interpretación se basa en nuestras creencias.

Si crees que es de buena educación mantener la puerta abierta a los demás, te sentirás molesto cuando no te den las gracias. Si no crees que sea necesario abrir la puerta a la gente, o reconoces que no todo el mundo comparte tu creencia, la acción no provocará las mismas emociones.

La misma teoría puede aplicarse a casi todas nuestras acciones.

Piensa en los siguientes actos y en cómo tus creencias pueden diferir de las de otra persona: - Compartir comida, material de oficina, información - Devolver las llamadas perdidas - Poner orden después de las ocasiones familiares - Cambiar la emisora de radio en el coche de otra persona - Beberse la última leche y no reponerla o disculparse. Tu pareja puede considerar un gran fastidio que siempre quieras que vaya a las comidas familiares. Puede sentir que no le gusta su familia o que no quiere pasar tiempo con usted.

Desde su punto de vista, crecieron en un hogar roto y las ocasiones familiares les hacen pensar en una infancia que se perdieron. No todo el mundo compartirá su creencia y, al comprenderlo, es más fácil no tomarse sus acciones como algo personal.

Recuerda que no todo lo que dice una persona va directamente dirigido a ti. Una de mis manías es la gente que tiene coches grandes y no sabe aparcarlos. Si te menciono esto y tienes un coche grande, no significa que esté criticando tu forma de aparcar.

. . .

Es fácil tomar comentarios generales y convertirlos en una crítica personal.

En lugar de tomarse a pecho estos comentarios generales y luego rumiarlos durante el resto del día, puedes preguntar amablemente a la persona si el comentario iba dirigido a ti. Sí, esto significa superar el miedo a ser criticado, pero ¿qué es lo peor que puede pasar?

Si el comentario va dirigido a ti, puedes decidir si está justificado o no. Si está justificado, puedes hacer una mejora.

Si no es así, puedes recordar que su opinión no se basa en hechos, sino únicamente en su opinión. Es igual de probable que digan que no se trata de ti, y la rumia se detiene en un instante.

La empatía es una gran ayuda en este caso. Estamos atrapados en nuestra propia mente e intentamos superar nuestros propios problemas. La gente puede atacarnos, cotillear sobre nosotros o simplemente mentir. Hay que saber ser la persona más grande y, para ello, no hay que dejarse llevar por sus opiniones envenenadas, sino comprender que pueden estar luchando contra sus propios demonios.

Probablemente ellos también tengan pensamientos negativos y temores, problemas que intentan resolver. No es justo ni correcto que lo paguen contigo, pero sus opiniones pueden ser una manifestación de sus propios problemas. La forma en que reaccionas puede hacer que te hagan más daño.

En el próximo capítulo, vamos a tratar algunos consejos esenciales sobre cómo eliminar el estrés.

5

Reconecta Tu Cerebro, Gobierna Tu Mente Y Reduce El Estrés

Sin querer bombardear tu mente con estadísticas, creo que es crucial entender hasta qué punto nos afecta el estrés. Como parece que todos estamos sometidos al estrés, éste se ha convertido casi en la norma, en lugar de ser algo que sólo ocurre de vez en cuando. En realidad, nuestro cuerpo no está diseñado para soportar un estrés constante, y estamos empezando a ver lo perjudicial que es.

Algunas de las estadísticas que aparecen a continuación son impactantes, pero quizás lo que tenemos que comprender es que tenemos que empezar a actuar hacia un estilo de vida sin estrés.

Lo que nos dicen los neurocientíficos

Así que estás estresado y sientes que estás a punto de explotar.

. . .

Algo tiene que ceder, y no quieres provocar una escena o un colapso. Tenemos 4 remedios instantáneos contra el estrés de los que puedes o no haber oído hablar.

El problema es que, al ser tan sencillos, es posible que no le parezcan lo suficientemente potentes como para funcionar. Por esta razón, he incluido investigaciones neurocientíficas para ayudar a convencerte.

Tensar y relajar los músculos faciales Hay un bucle de comunicación entre el cerebro y el cuerpo. Cuando la materia gris del cerebro se estresa, varios músculos se tensan. Una vez que los músculos se tensan, se envía un mensaje al cerebro para hacerle saber que el mensaje ha sido recibido.

Si has intentado pedirle a tu cerebro que deje de estresarse y no ha funcionado, tienes que romper el bucle haciendo que tu cuerpo le diga a tu cerebro que ya no estás estresado. Liberar los músculos faciales que estaban tensos envía ese mensaje.

Como puedes imaginar, los músculos faciales son los más adecuados porque están más vinculados a nuestras emociones.

. . .

Dicho esto, las manos, el estómago y, lo que es más sorprendente, los músculos de los glúteos también enviarán los mensajes adecuados al cerebro (bakadesuyo.com).

Respiración rápida. Sí, esto le sorprenderá porque generalmente nos centramos en los beneficios de la respiración lenta, que también puede utilizarse para ayudar a reducir el estrés y sentirse más tranquilo.

Pero ¿qué pasa cuando necesitamos sentirnos más excitados, y ese subidón de adrenalina va a jugar a nuestro favor?

La respiración profunda (utilizada incluso por los reclutas de los Navy Seal) activa el sistema nervioso parasimpático, necesario para conservar la energía.

Por el contrario, el sistema nervioso simpático impulsa nuestra respuesta de lucha o huida. Normalmente, trabajamos para controlar la respuesta de lucha o huida. Pero no olvides que hay algunas situaciones en las que funciona a nuestro favor. Tal vez necesites ese chorro de energía para tachar esa lista de tareas pendientes o entusiasmarte con un reto.

El nervio vago es el más largo del cuerpo. Se extiende desde el cerebro hasta el intestino grueso y es responsable de varias funciones corporales clave. Para nosotros, en particular, reducir el ritmo cardíaco y controlar el estrés y la ansiedad.

Si este nervio está dañado, se puede sufrir una menor capacidad de atención e incluso depresión (Dr. Shelly Sethi, s.f.).

El nervio vago pasa alrededor de los músculos de la garganta y está unido a las cuerdas vocales. Cantar o entonar un canto puede provocar una sacudida del nervio vago.

También puede salpicarle la cara con agua fría, un ejemplo clásico de una técnica tradicional que puede haber descartado.

Ama tu música. Si pones tus melodías clásicas de siempre, despertarás el nervio vago. Pero la música también puede ayudar a los niveles de estrés de otras maneras. La música activa gran parte del sistema límbico, responsable de nuestras respuestas emocionales. La música también aumenta el ritmo cardíaco y, dejando de lado la ciencia, ya sabes esas canciones que te hacen sentir mejor, independientemente del estado de ánimo en el que te encuentres.

Hacer música tiene un efecto más fuerte en el sistema límbico.

Sin embargo, no todos compartimos este talento. Recuerda que la música es la clave; si no tocas un instrumento, bailar también aporta otros beneficios, como el ejercicio que libera endorfinas y, si quieres bailar con tus amigos, el impacto positivo de las interacciones sociales.

. . .

Por experiencia personal y por los comentarios de los clientes, estos 4 trucos cerebrales son extremadamente eficaces. Naturalmente, si estás en medio de una reunión, probablemente no quieras empezar a poner caras extrañas o estallar con tu melodía favorita, pero apretar los músculos del trasero es una alternativa sutil.

Si empiezas a sentir que el estrés se acumula antes de un acontecimiento importante, o incluso mientras estás sentado en tu escritorio, ir al baño y echarte agua fría en la cara puede cambiar tu mentalidad y los resultados siguientes. Ninguna de las soluciones requiere más de un par de minutos.

Cómo desordenar la mente

¿Qué es el desorden en la mente? No se trata necesariamente de pensamientos negativos. Es todo lo que hay en nuestro cerebro que realmente no sirve para nada. A menudo, este desorden está lleno de recuerdos del pasado, errores que hemos cometido y a los que nos aferramos, o incluso cosas que están fuera de nuestro control. Son las cosas que tenemos que hacer y las preocupaciones por el futuro.

Básicamente, es todo aquello que nos impide concentrarnos en la tarea que tenemos entre manos y en el presente. Este zumbido excesivo en nuestra mente puede afectar en gran medida a nuestro estado de ánimo, aumentar los niveles de ansiedad y conducir a la depresión. Al igual que los pensamientos negativos, el desorden es muy difícil de desconectar.

En el capítulo 3, vimos cómo desordenar tu casa. Así que, si no has empezado, ahora es un buen momento.

La escritura es una herramienta extremadamente poderosa para desordenar la mente.

La forma en que gestiones tus decisiones afectará a la cantidad de desorden que almacena tu cerebro. Como dijo Barbara Hemphill, cada decisión pospuesta va a aumentar el desorden.

Algunas de nuestras decisiones deberían ponerse en piloto automático. Suena un poco aburrido, pero ¿con qué frecuencia rumias lo que vas a cenar?

Cuando se tiene un plan para la semana, no es necesario pensar en él cada día. Lo mismo puede decirse de la ropa, las tareas domésticas, las rutinas de ejercicio, etc. La rutina es nuestro mejor amigo porque reduce muchas de las decisiones simples.

Para las decisiones más difíciles, no las retrases. Cuanto antes te ocupes de cada una de ellas, menos desorden tendrás en tu mente.

- Escribe el problema y el mejor resultado.

-Haz una lluvia de ideas de al menos tres soluciones que te lleven al resultado.

- Haz una lista de los pros y los contras de cada uno.

-Realiza cada solución en tu mente, busca las herramientas o recursos que necesitarás y los posibles contratiempos de cada una.
-Eliminar la peor solución.

- Revisa los pros y los contras de las soluciones restantes en función de cómo se desarrolló cada una de ellas.

-Si todavía no hay una opción clara, recuerda el juego del 1,2,3. Cuando desordenemos nuestra casa, vamos a empezar por un área y trabajaremos poco a poco. No tiene sentido dividir nuestra energía e intentar hacer varias cosas a la vez.

Adopta el mismo enfoque con tu mente. Visualiza el desorden en tu mente, apártalo todo y céntrate en una sola cosa.

Cada vez que el resto del desorden empiece a abrirse paso en tu espacio libre, refuerza la barrera para que la única tarea permanezca sola.

. . .

Otro consejo es no dejar que entre tanto desorden en tu mente en primer lugar. Hay una variedad de fuentes de desorden a las que debemos limitar nuestra exposición o simplemente eliminarlas por completo. Presta atención a cómo te sientes después de navegar por las redes sociales o ver las noticias. ¿Te sientes más feliz? ¿Aumenta tu calidad de vida?

¿Es necesario? Si la respuesta es no, estás dejando que entre el desorden.

Una vez que haya desechado todo lo que no es necesario y haya limitado la información que entra, es el momento de priorizar el desorden que queda.

Esto puede requerir una última descarga de información que puede organizarse en una lista que empiece por lo más importante. También puede crear un tiempo para una limpieza semanal o incluso diaria y priorizar el desorden restante.

Cerebro para superar los patrones de pensamiento estresante

Hemos hablado brevemente de la neuro plasticidad, pero para reestructurar el cerebro hay que entender primero cómo funciona exactamente.

. . .

Hay una expresión común entre los neurólogos: "Las neuronas que se disparan juntas se conectan". Esto significa que cada vez que disparamos un pensamiento, las neuronas se unen creando nuevas conexiones y recuerdos basados en nuestras experiencias.

Piensa en ello como en la plastilina. ¿Alguna vez has pegado tú o tu hijo dos colores y te has arrepentido porque sabes que no se van a separar? Cada vez que nos estresamos por algo, se pega más plastilina.

Los científicos solían creer que después de la pubertad el cerebro estaba completamente formado y no cambiaría. El Play-Doh está destinado a seguir siendo el mismo. Gracias a tecnologías como la resonancia magnética, hemos descubierto que podemos desarrollar nuestro cerebro y reconstruirlo.

La pandemia ha causado mucho estrés a la mayoría del mundo, pero también ha tenido sus ventajas. Durante los cierres, mucha gente se dedicó a aprender nuevos pasatiempos en casa. Cuanto más practican estas aficiones, más fuertes son las nuevas conexiones en el cerebro, creando redes neuronales.

Reconectar el cerebro para superar el estrés parece más complicado de lo que realmente es. Una de las formas más sencillas de empezar hoy mismo es dedicarse a una nueva afición.

. . .

Obtendrá más beneficios si la afición es activa, pero no descarte otras.

En 2015, una investigación publicada en Neuroimagen demostró que el arte visual, como la pintura y el dibujo, altera la estructura y la función neuronal. El aprendizaje de un nuevo instrumento musical también es excelente para la neuro plasticidad porque requiere complejos procesos cognitivos que reorganizan las redes neuronales.

He aquí algunas ideas más sobre lo que puedes hacer para ayudar a desarrollar tu cerebro de modo que los patrones de pensamiento estresante se reduzcan y se controlen Practica mentalmente las actividades. En algunos casos, no siempre es posible realizar la actividad que nos gustaría. Una persona que ha sufrido un ictus puede no ser capaz de caminar, pero al imaginar mentalmente el proceso, las neuronas se siguen activando.

1. Aprender un nuevo idioma aumenta la materia gris y blanca del cerebro.

La materia gris está relacionada con la atención, la memoria y las emociones. La materia blanca ayuda a las distintas áreas del cerebro a comunicarse y a resolver problemas. Los estudios demuestran que el aprendizaje de un nuevo idioma aumenta la densidad de la materia gris del cerebro (Lindgren et al., 2012).

. . .

2. Manténgase al día con los rompecabezas Los crucigramas, las sopas de letras y los sudokus mantienen la mente activa.

Estás constantemente aprendiendo y disparando tus neuronas. Un estudio en el que participaron 19.100 personas demostró que los que hacían puzles tenían una mejor función cerebral, incluso la equivalente a la de alguien 10 años más joven (Brooker et al., 2019).

3. El estrés perjudica a la neuro plasticidad. Entiende que los altos niveles de estrés durante un largo período de tiempo pueden dominar la neuro plasticidad: el cerebro es aproximadamente el 2% de nuestro peso corporal, pero requiere alrededor del 20% de nuestra energía.

El estrés crónico consume energía que podría utilizarse para crear nuevas neuronas. Cuando se produzcan patrones de pensamiento estresantes, dígase a sí mismo que está restringiendo la capacidad de crecimiento de su cerebro.

Deepak Chopra, defensor de la medicina alternativa, director ejecutivo del Centro de Medicina Mente-Cuerpo de Sharp HealthCare y cofundador del Centro Chopra para el Bienestar, tiene una práctica diaria de 5 minutos para reducir el estrés y alcanzar el éxito.

. . .

Explica que la neuro plasticidad combina la neurogénesis (el crecimiento de nuevas neuronas) y la sinaptogénesis (las nuevas conexiones entre neuronas). La meditación contemplativa, la autorreflexión y la formulación de preguntas significativas pueden potenciar la neuro plasticidad. Este tipo de preguntas son las siguientes - ¿Quién soy yo?

- ¿Qué es lo que quiero?

-- ¿Cuál es mi propósito?
-- ¿Cuál es mi talento único?
-- ¿Cuál es mi pasión?
-- ¿Cómo soy auténtico?
-- ¿Cuáles son mis responsabilidades?

Al dedicar 5 minutos al día a la autorreflexión y a considerar las respuestas a preguntas como éstas, se pueden crear nuevas neuronas y nuevas conexiones. Chopra también dice que debe practicarse cada día durante 6 semanas para que se convierta en un hábito de por vida.

Sé el dueño de tus pensamientos

Por mucho que nos guste pensar que somos los dueños de nuestros pensamientos, hay algunos personajes adicionales que son excelentes para tomar el control.

. . .

Está el crítico interior: el personaje que te compara con otros escucha las opiniones de los demás y cree en tus dudas y en tu autoculpabilidad.

La persona que se preocupa está obsesionada con los "y si" y suele ser irracional.

El reactor es un personaje peligroso, ya que no tiene control de los impulsos y desencadena emociones negativas como la ira y el enfado. Por último, el depresor del sueño es un completo rumiante. Para convertirse en el dueño de sus pensamientos, primero tiene que saber que estos personajes existen. Tienes que elevarte por encima de ellos y mantenerlos en su sitio.

De los cuatro personajes, el crítico interior es el que domina. Controla este aspecto y los otros tres se acomodan.

Para ello, cubriremos el crítico interno con más detalle en la siguiente sección. Veamos cómo ganar el control de los otros tres.

1. **Controlar a la persona que se preocupa**

Si la persona preocupada está en alerta máxima durante largos periodos de tiempo, su salud está en peligro. La respuesta de lucha o huida está sobrecargada, y puede experimentar falta de aire, aumento del ritmo cardíaco y tensión en los músculos. Hay dos maneras de calmar al preocupado.

Puedes dirigirte a un poder superior, si crees en él, o dirigirte al propio preocupado. Recuerda que un poder superior no significa necesariamente Dios.

Para algunos, puede ser Buda, un espíritu o una energía. Para otros, es la ciencia, la naturaleza o una eternidad completamente diferente que desean crear y nombrar. Si te preocupa que tus padres enfermen, agradece a tu poder superior que cuide de ellos, que los mantenga sanos y salvos.

Alternativamente, dirígete a tu preocupador: Querido preocupador, gracias por preocuparte tanto por mis padres, pero ya no es necesario. Me ocuparé de este asunto ahora. Los visitaré, me aseguraré de que estén bien y de que hagan todo lo posible por mantenerse a salvo. Ya no es tu responsabilidad.

Estas técnicas suenan un poco extrañas, pero funcionan.

Te separas de la preocupación y le dices al cerebro que todo está resuelto. Mientras te diriges a algo o a alguien, tu mente no se ocupa de la preocupación.

2. **Dominio del reactor**

. . .

El preocupador y el reactor se presentan de forma similar, con dificultad para respirar, aumento del ritmo cardíaco y tensión.

Es necesario determinar primero qué carácter se está apoderando de la mente. ¿Se trata de una preocupación sorda y constante que se siente más como un dolor, o es aguda, acalorada y contundente?

Si es el reactor, es esencial que detengas a este personaje inmediatamente. No hay tiempo para correr al baño y salpicarse la cara con agua. Por definición, este personaje reaccionará.

Cada vez que sentimos que el reactor toma el control, tenemos una fracción de segundo para decidir si este personaje va a ganar o no. Y puede que no lo sientas así, pero tienes el control de esto. Digamos que tu jefe te está humillando públicamente y estás a punto de explotar.

Naturalmente, inhale y exhale. Una vez que haya exhalado, mantenga la respiración durante el mayor tiempo posible.

Tápate la nariz si te ayuda. Cuando necesites respirar, suelta la nariz y respira de forma natural.

. . .

Este método de respiración ayuda a reequilibrar el oxígeno y el dióxido de carbono en el cuerpo, especialmente si se ha respirado demasiado rápido.

3. **Gobernar al depredador del sueño**

Como el depredador del sueño es tan rumiante, puede revisar el capítulo 4, "Técnicas para dejar de rumiar y dormir mejor", donde vimos cómo una rutina antes de acostarse puede ayudarle a relajarse. El depredador del sueño también es provocado por otros tipos de pensamientos.

Planificar es fantástico. Demuestra que estamos pendientes de las cosas en el futuro y que intentamos gestionar nuestro tiempo de la manera más eficaz. Sin embargo, para algunas personas, esta planificación se convierte en algo compulsivo y el planificador que llevamos dentro nos lleva a la privación del sueño. Esto ocurre cuando se hace necesario planificar cada minuto del día. Cuando las cosas no salen bien, nos sentimos abrumados por el estrés.

Para no dejar que el planificador interior se apodere de tu sueño, intenta crear una rutina semanal y cúmplela en la medida de lo posible.

Como parte de esta rutina, asegúrate de incluir algunos tiempos de espera.

. . .

Si tardas 10 minutos en llegar desde el colegio al trabajo, añade 5 minutos de margen en caso de tráfico. Esto aliviará la presión de no cumplir el plan si surge algún imprevisto.

También deberías intentar dejar algo de tiempo libre los fines de semana.

Este tiempo de inactividad se puede utilizar en caso de que no haya podido completar todo el plan o simplemente para relajarse.

Estrategias para superar su crítica interior

Nuestros críticos internos son expertos en hablar de nosotros mismos de forma negativa. Son los nombres e insultos que nos ponemos a nosotros mismos; es cuando nos regañamos por las cosas que hacemos o incluso por los pensamientos que tenemos. Nuestros críticos internos deben ser detenidos inmediatamente porque pueden salirse rápidamente de control.

Por esta razón, necesitamos soluciones rápidas para interrumpir el pensamiento crítico particular que estás experimentando. Para ello, podemos utilizar algunas de las técnicas que hemos visto, como ponerte una goma elástica en la muñeca, cambiar de entorno o cambiar de actividad.

. . .

La visualización y la creación de un personaje para tu crítico interior también te ayudarán.

Si puedes imaginar a tu crítico interior como un personaje, puedes dirigirte a él. Dígale al personaje: "Ya está bien" o "Ya está bien". Sea cual sea el discurso negativo, sustitúyalo por uno positivo. Tu crítico interior te diría: "Has sido un idiota", y tu frase de sustitución debería ser: "Has cometido un error y vas a aprender de él". No es fácil hacerlo porque todavía tienes que mejorar tu autoestima. Con una mayor autoestima, las palabras del crítico interior pueden ser descartadas porque te sientes más seguro de ti mismo, de tus capacidades y de las decisiones que tomas.

Sin embargo, hasta este momento, analiza lo que este personaje te está diciendo y decide si tu personaje tiene las pruebas para respaldar esto.

Si no hay pruebas, no hay base para sus palabras.

Por último, piensa en lo que pasaría si tu crítico interior tuviera razón. ¿Cuál sería el resultado si tomaras a esta persona y le dijeras: "¿Y qué?" o "¿Y?". Tu crítico interior te está diciendo que te has avergonzado totalmente con esa declaración política que has hecho. ¿Y? ¿Todos tus amigos te van a abandonar porque has expresado tu opinión, o simplemente seguirán adelante?

Has hecho un chiste malo en el trabajo. La gente no se ha reído, pero seguro que no vas a perder tu trabajo por ello.

. . .

Cuando desafiamos la voz interior de esta manera, verás que se calla rápidamente al no tener respuesta.

No olvides que puedes utilizar tu crítica interior en tu beneficio.

A veces, y sólo a veces, puedes aceptar lo que esta voz te dice.

Quizá no tengas la habilidad necesaria para realizar una determinada tarea. Ya hemos aprendido que esto se puede cambiar. No pienses en lo que puedes hacer, sino que decide cómo puedes mejorar.

Sólo un rápido recordatorio de que, de los cuatro personajes que intentan controlar nuestros pensamientos, el crítico interior es el maestro de las marionetas.

Las conversaciones negativas con uno mismo le harán preocuparse, perder el sueño y reaccionar con ira o frustración.

El crítico interior destruye la autoestima que nos queda. Y si empiezas a construirla, si el crítico interior sigue teniendo el control, te volverá a destrozar.

Gestión del estrés en 10 pasos

La gestión del estrés es algo más que controlar los niveles de estrés. Se trata de reconocer lo que desencadena el estrés y utilizar técnicas para reducir sus efectos. También se trata de aceptar el hecho de que nunca estaremos completamente libres de estrés. En primer lugar, porque pasan demasiadas cosas en el mundo y en nuestras vidas para que esto ocurra. En segundo lugar, una pequeña cantidad de estrés puede ser buena para nosotros.

Por eso debemos gestionar nuestros niveles de estrés hasta un punto en el que pueda servir de algo. Imagina que estás preparando una fiesta.

Si no hay estrés, no tendrás la sensación de urgencia de hacer las cosas. Demasiado estrés y te sentirás abrumado hasta el punto de ir de un lado a otro sin hacer nada.

La cantidad adecuada te da el subidón de adrenalina para lograr las cosas de tu lista.

Antes de poner en práctica cualquiera de las técnicas de control del estrés, dedique algún tiempo a pensar en cuáles son sus factores desencadenantes.

No te sorprendas si tienes una lista y se añaden cosas a ella en uno o dos días. A veces, no nos acordamos de los factores de estrés hasta que se producen.

En realidad, hay cientos, incluso miles, de factores desencadenantes del estrés, dependiendo del tipo de persona.

Los más comunes son la familia, el trabajo, las finanzas y el cambio. Dicho esto, cosas como el tráfico, el COVID-19, una casa desordenada y muchas otras cosas pueden ser suficientes para empezar a sentir la tensión.

Una vez que tengas tu lista de factores de estrés, puedes empezar a reconocer las señales de estrés de cada uno de ellos. ¿Sientes pánico o sudoración, te duele la cabeza o el estómago, te sientes mareado, etc.?

Conociendo las señales de estrés, puedes empezar a poner en práctica estrategias de gestión del estrés.

- Reduce el ruido de fondo: Tanto si es la televisión como si estás en un lugar lleno de gente, intenta reducir el ruido que te rodea. Los estímulos continuos pueden empeorar tu estrés.

-Habla de la causa de tu estrés: Si alguien hace algo que le irrita, hágaselo saber amablemente. Llegar a casa con una carga de platos cuando has dejado la casa limpia es molesto.

• • •

Que la gente coja cosas de tu mesa y no las devuelva te impide hacer tu trabajo.

- Automasaje: Empieza con la mano izquierda, coge el pulgar y el índice derechos y colócalos en la parte superior e inferior de la base del pulgar izquierdo. Frota el pulgar desde la base hasta la punta y repite lo mismo con cada dedo y luego con la mano derecha.

-Encuentra un parque: Tan solo 10 minutos en un entorno natural pueden reducir los efectos del estrés mental y físico y hacerte sentir más feliz (Universidad de Cornell, 2020).

- Ayudar a los demás: Una investigación de la Facultad de Medicina de la Universidad de Yale(2015) descubrió que ayudar a los demás puede mejorar nuestro estado de ánimo general.

Puede tratarse de un amigo, un compañero de trabajo o incluso de sostener la puerta abierta para alguien.

-Haz una siesta energética: Una siesta corta de entre 10 y 20 minutos puede reducir los niveles de hormonas del estrés, como el cortisol.

-Abrazos y besos: Abrazar o besar a alguien puede reducir los niveles de cortisol, sobre todo en el caso de las mujeres.

Si tienes la suerte de que tu corazón siga vibrando, los besos también pueden darte una descarga de adrenalina. También se produce un subidón de hormonas de la felicidad, como la dopamina y la serotonina.

- Masticar chicle: Los estudios siguen arrojando resultados contradictorios sobre los efectos de la goma de mascar y el estrés. Sin embargo, desde la Primera Guerra Mundial, el Ejército de Estados Unidos ha incluido la goma de mascar en las raciones de combate como forma de controlar el estrés de los soldados.
- Huele las rosas: Quizá no las rosas, pero la aromaterapia es muy eficaz para controlar el estrés. Ciertos olores canalizan la actividad de las ondas cerebrales y reducen las hormonas del estrés.

Experimenta con diferentes aromas: el placer de un hombre es el dolor de otro: Comienza el día pensando en 3 cosas por las que estás agradecido, mantén una pizarra magnética en tu nevera y deja mensajes de gratitud o lleva un diario de gratitud. Las personas que son más agradecidas tienen mejor salud mental y menos estrés(Valikhani et al., 2018).

Probablemente se pregunte por qué no he mencionado las técnicas más obvias de gestión del estrés, como la meditación, el ejercicio y una dieta saludable. Todas estas cosas son cruciales, pero prefiero considerar este tipo de actividades como un autocuidado que conduce a un estilo de vida menos estresante. En el capítulo 7, repasaremos las estrategias para cuidar de nosotros mismos.

Póngalo en práctica

Si bien es cierto que tener una multitud de opciones reconfigura el cerebro y reduce el estrés, si te cuesta tomar decisiones, más opciones no te van a ayudar. Además, cuantas más opciones tengas, más fácil será abandonar una y cambiar a otra.

Por eso, para poner en práctica este capítulo, vamos a crear un kit de herramientas personalizado con una técnica de cada sección. Así es como empecé mi práctica:> Lo que dicen los neurocientíficos: Me encantó la idea de salpicarme la cara con agua. Entender cómo funciona me hizo creer más en los efectos.

- Reencauzar el cerebro: Soy un poco aficionado a los sudokus, pero nunca tengo tiempo. Todas las mañanas, con mi café, hago un rompecabezas rápido.
- Dominar mis pensamientos: Sentí que, de los personajes, el trabajador era el que más me dominaba. Así que creé un personaje y aprendí a distanciarme de él.
- Mi crítico interior: quería un enfoque más asertivo, así que elegí "Y qué": Me gustó la idea de la naturaleza y de masticar chicle.

Una vez que haya elegido uno de cada sección, sígalo durante al menos unas semanas y anote cualquier cambio que experimente.

Si, después de unas semanas, no siente los beneficios, busque otra opción.

Está muy bien aprender a superar los pensamientos negativos, la rumiación y controlar el estrés.

Pero qué ocurre si son otras personas las que son la fuente continua de tus problemas de salud mental. En el siguiente capítulo, veremos algunos de los comportamientos de los demás que se suman a nuestras dificultades y qué hacer cuando el pensamiento negativo se agrava.

6

Desechar La Negatividad, La Toxicidad Y La Agresión Pasiva Como Si Fueran Zapatos Gastados

Supongamos que has trabajado mucho en algunas técnicas y que empiezas a ver algunas mejoras. De repente, llega un factor del mundo exterior y estropea las cosas. No es sólo que hayamos vuelto al punto de partida, sino que parece que las cosas han empeorado.

Cualquier contratiempo con los progresos que hagamos va a afectar a nuestra confianza y nos hará dudar de nuestras capacidades para avanzar.

No olvides nunca que el hecho de que hayas tenido un revés no significa que tus estrategias no estén funcionando. No tienes que empezar de cero. Lo que sí tienes que hacer es controlar los pensamientos negativos para que no se conviertan en una espiral que te lleve a quedarte estancado en ese revés. Es necesario actuar de inmediato.

. . .

Estos contratiempos suelen deberse a factores externos. Tal vez una relación termine o se pierda a un ser querido. O hay una persona o situación en tu vida que bloquea tu progreso hacia la positividad.

Entonces, ¿qué haces cuando tu casa es mucho más segura que salir al mundo? ¿O cuando Marcus, de contabilidad, no deja de burlarse de ti?

Dejamos este capítulo hacia el final porque estos son los obstáculos más desafiantes que debemos enfrentar cuando superamos la negatividad. Esto se debe a que no se trata sólo de lidiar con tus demonios, sino de superar cosas que están aún más fuera de tu control.

Con lo que has aprendido hasta ahora, te sentirás más incontrolado de tus emociones y patrones de pensamiento.

Estos son nuestros fundamentos porque, para hacer frente a los factores externos, tienes que sentirte más fuerte, tanto con tu pensamiento negativo como con otras condiciones como la ansiedad y la depresión.

Pongamos como ejemplo a Marcus, de contabilidad. Antes del capítulo 1, Marcus hacía constantes bromas sobre tus habilidades, tu inteligencia o incluso tu aspecto. Tú lo habrías escuchado, te lo habrías tomado a pecho y habrías rumiado sus palabras.

Cómo vencer la ansiedad social

Las personas tímidas dan la impresión de ser silenciosas, se ruborizan con facilidad y parece que no están interesadas en hacer nuevos amigos.

La ansiedad social es una fobia a cualquier tipo de interacción social. No es que no quieran hacer amigos, es que no pueden.

Una gran parte de la ansiedad social será no querer salir a lugares públicos por miedo a hacer el ridículo o a ser juzgado.

Puede llegar al punto de no poder relajarse, comer o hablar con naturalidad delante de los demás. Puede afectar a las relaciones, impedir los ascensos en el trabajo e impedir vivir una vida plena.

No cabe duda de que la ansiedad social ha aumentado considerablemente desde la pandemia. El número real de personas podría ser muy superior a los 15 millones, teniendo en cuenta los que no han sido diagnosticados.

El miedo a cualquier contacto con la gente ha hecho que incluso quienes no tienen ansiedad social se replanteen si se relacionan con los demás. Para los que ya tenían miedo a la sociedad, esto no ha hecho más que confirmarlo.

Cuando se trata de enfermedades, coronavirus u otras, hay que tener en cuenta las circunstancias personales y el modelo mental de probabilidad. Para las personas vacunadas, las posibilidades de enfermar gravemente se reducen mucho. Si se utiliza una mascarilla, el contagio de COVID-19 se reduce en gran medida. Combinado con el distanciamiento social, el riesgo es muy bajo.

Cuando aparece una fobia, nuestro cerebro irracional a menudo se sobrepone a cualquier ciencia o lógica que intentemos alimentar. Pregúntate por las causas de tu ansiedad social, porque nada es blanco o negro.

Dos personas pueden tener ansiedad social. Una tiene miedo de contraer un virus mortal, la siguiente puede sentirse asfixiada en un grupo de personas, con o sin pandemia. Una tercera puede no estar preocupada por la posibilidad de enfermar, pero se paraliza al pensar en una entrevista.

El cuarto sabe que algo va mal pero no puede entender por qué aparecen los siguientes síntomas: - Aumento del ritmo cardíaco, falta de aire, sudoración - Temblores - La mente se queda en blanco - Evitar preguntas - Mareos - Una sensación de enfermedad o vómitos - Una mayor conciencia de sí mismo - Faltar a la escuela o al trabajo - Preocupación excesiva antes de un evento - Depender del alcohol o las drogas para afrontar una situación social Cuando empiece a notar estos síntomas cuando esté en situaciones sociales, tome nota de su entorno y de los posibles desencadenantes.

Haz dos listas: una para las cosas que te hacen sentir extremadamente incómodo y otra para las situaciones sociales que te resultan imposibles.

Como hemos visto antes, es esencial que nos cuestionemos estos miedos. Con la lista de situaciones que te producen ansiedad, escribe el peor escenario realista. Cuando decimos realista, es porque nuestros miedos pueden hacer que el peor escenario sea desproporcionado.

Puede que tu miedo se refiera a la dirección de una reunión y que el peor escenario sea que tu jefe te critique delante de tus clientes. Esto no va a ocurrir porque es poco profesional por parte del director. El peor escenario realista es que cometas un error.

Pensar en el peor escenario puede parecer que es pensar en negativo. Pero tenemos que apreciar que pensar activamente en el peor escenario de nuestros miedos nos permite prepararnos para una solución. No es lo mismo que rumiar lo que puede pasar.

. . .

Otra cosa que hay que comprobar son tus habilidades sociales.

No te lo tomes a mal, pero a veces nuestros miedos se basan en experiencias pasadas en las que hemos interpretado mal una situación.

Puede que hayas detectado desprecio, pero en realidad era un pobre intento de sarcasmo. A menudo pensamos que la gente nos mira fijamente cuando puede que sólo estén soñando.

Si la gente es la principal preocupación de tu ansiedad social, merece la pena aprender más sobre el tono de voz, el lenguaje corporal y las expresiones faciales para mejorar la lectura correcta de la gente.

Póngalo en práctica

Superar la ansiedad social es un proceso muy gradual, y hay que dar pequeños pasos para mantener el control. Si has pasado dos meses encerrado en tu apartamento por la cuarentena, no vas a apuntarte directamente al cine o a un concierto.

El objetivo es llegar hasta el final de la calle. Al día siguiente, ve al final de la calle y siéntate en un banco. Si te aterra volver a la oficina, el primer paso es llegar a tu mesa. Por ahora, evita lugares como la sala de descanso o la cocina, donde es probable que haya grupos de personas. Cuando te sientas cómodo en tu mesa, podrás ir aumentando la intensidad.

Crea un objetivo para superar tu ansiedad. Divide el objetivo en pasos pequeños y manejables. No olvides que con cada paso que consigas, debes tener una recompensa para mantenerte motivado hacia el objetivo general.

Los mejores consejos para la depresión

La depresión es diferente para cada persona. Uno de mis clientes la describió como una sensación de haber perdido algo, pero sin tener idea de qué es o dónde puede estar. Después de un tiempo, te das cuenta de que te has perdido a ti mismo. Es la misma sensación que tienes cuando te miras en el espejo y no reconoces el reflejo.

Algunos lo han descrito como la sensación de ahogarse o asfixiarse, pero todo el mundo a tu alrededor parece respirar normalmente y no puede ver tus dificultades. Para otros, es la plenitud. No se trata de estar triste o llorar todo el tiempo.

Simplemente no sientes nada.

. . .

La mayoría de la gente estará de acuerdo en que la depresión es agotadora. Pero lo más agotador es fingir ante el resto del mundo que todo está bien. Estás cansado y asustado, pero estás demasiado cansado para la respuesta de huida y demasiado asustado para la respuesta de lucha.

Para obtener un diagnóstico preciso, debe consultar a su médico, ya que puede recetarle medicamentos y/o remitirle a un terapeuta.

Hay varios cuestionarios en línea que te darán una idea del grado de tu depresión.
Me gusta psycom.net porque no es necesario dar ninguna información personal, crear una cuenta o introducir tu dirección de correo electrónico.

La depresión no desaparece sin más. Independientemente de que su depresión sea moderada o grave, debe tomar medidas. No olvide que el próximo capítulo trata del autocuidado, que también le ayudará con la depresión. Aquí tienes otras ideas que pueden aliviar los síntomas de la depresión.

No reprimas tus sentimientos A menudo pensamos que expresar nuestras emociones hoy en día está mal.

Que la aceptación social consiste en mantenernos unidos. Esto es absolutamente lo contrario de lo que necesitas hacer.

. . .

Los estudios demuestran que reprimir los sentimientos aumenta las posibilidades de muerte prematura por todas las causas en más de un 30%. El riesgo de ser diagnosticado de cáncer aumenta un 70% (Chapman et al., 2013).

Date tiempo para dolerte, o llorar, o gritar. Pero tiene que ser un periodo de tiempo dedicado para que no te quedes atrapado en este estado.

Lo más seguro es que pongas un temporizador y te digas a ti mismo que cuando el temporizador se apague, es hora de ponerse en marcha.

Esto puede suponer una increíble sensación de alivio y puedes sentir que el peso de la presión desaparece.

Recuerde que el día de hoy no es un indicador del día de mañana. Sólo porque hoy sea un buen día y te sientas más positivo, no es señal de que tu depresión haya desaparecido. Sé que esto suena negativo, pero sin intervención, seguirás con la montaña rusa de altibajos. Así que un buen día no es una señal para dejar de trabajar en tus síntomas.

Por otro lado, también hay que recordar que, aunque hoy haya sido un día terriblemente malo y no haya podido levantarse del sofá, mañana no está garantizado que sea igual.

. . .

Lucha contra lo que te dice la depresión. Esto puede ser lo más difícil, pero también será lo más beneficioso.

Los días en que la depresión te dice que no tiene sentido quedarse en la cama, tienes que luchar contra ella. No pienses en todo lo que tienes que hacer o deberías hacer. Se trata de un pequeño paso.

Tienes que poner los pies en el suelo. Baja a la cocina o métete en la ducha. Si no quieres quedar con tus amigos, lucha contra esta voz con el argumento de que es mejor quedarse solo en casa. Irá en contra de todo lo que te dice tu cuerpo, pero tu mente tiene que tomar el control.

Amplía tus horizontes. Según el Servicio Nacional de Salud del Reino Unido, aprender nuevas habilidades tiene varios efectos positivos en la salud mental, además de crear nuevas neuronas en el cerebro. Empezar una nueva afición puede crear un sentido de propósito y aumentar la autoestima. Si aún no estás preparado para empezar una actividad en la que conozcas a gente nueva, puedes ser voluntario en un refugio de animales.

Arreglar cosas es una forma increíble de sentir una gran sensación de logro. Hay tantos vídeos de bricolaje y hacking en Internet que puedes empezar algunos proyectos en casa, como renovar un viejo armario. También hay cientos de cursos gratuitos en línea para obtener nuevas cualificaciones y aprender más sobre ti mismo.

. . .

Limita las redes sociales. Esto se refiere a limitar la cantidad de información negativa que recibes. No son sólo las noticias deprimentes las que vemos. Las redes sociales pueden hacernos sentir enfadados, incluso celosos.

Sin embargo, los que pasaron menos tiempo en sus cuentas de redes sociales informaron de que mostraban menos síntomas de depresión y soledad (Hunt et al., 2018). Las redes sociales tienen su lado bueno, y es difícil imaginar que no se tenga al menos una cuenta.

Piensa en limitar el contenido que puedes ver y bloquear a los que publican mucha negatividad.

Póngalo en práctica

Muchas veces, la depresión se apodera de nosotros porque no vemos nada que nos haga ilusión. Una vez más, seguimos aferrándonos a las cosas a pequeña escala que son más fáciles de conseguir. Así que no empieces a pensar en la próxima gran celebración familiar, ya que podrías sentirte peor. Planifica cosas que sepas que vas a disfrutar. Una buena forma de ver cómo se disipa la nube gris es planificar: -7 pequeñas actividades diarias (10 minutos de ejercicio, un capítulo de tu libro, escuchar música) - 1 actividad semanal (un baño en la bañera, comida para llevar, una película) - 1 actividad mensual más grande (una nueva prenda de vestir, un viaje de un día a otra ciudad, un corte de pelo) Ten cuidado con planificar cosas que dependan de otros, por si acaso no pueden acompañarte. Eso no quiere decir que no puedas apuntarte a una actividad regular en grupo.

Superar la agresividad pasiva

La agresión pasiva se produce cuando las personas expresan sus sentimientos negativos de forma que perjudican a los demás.

Esto puede afectarnos de dos maneras. Podemos ser la persona pasivo-agresiva, o que las personas que nos rodean actúen de esta manera y nos perjudiquen.

En primer lugar, identifiquemos algunos comportamientos pasivo-agresivos:-El tratamiento silencioso - Llegar tarde a propósito - Hacerse la víctima - Retirarse de los compromisos en el último momento (a sabiendas de que le causarán problemas) - Hacer cosas que saben que molestarán a los demás (llenar demasiado la basura en lugar de vaciarla) - Llevar la cuenta - Psicología inversa - Cambiar la responsabilidad - Fingir que no entienden algo Si el comportamiento pasivo-agresivo es algo en lo que tiene que trabajar, tiene que entender que tiene derecho a sentirse enfadado o molesto. Si tu pareja te ha herido, puede que te retires y, sin darte cuenta, le des el tratamiento de silencio.

. . .

Nuestro comportamiento pasivo-agresivo se debe a que hay algo que nos hace sufrir, pero no tenemos las habilidades o la confianza necesarias para afrontarlo correctamente. Muchas veces tenemos miedo a la posible confrontación. Acabamos siendo demasiado pasivos, demasiado agresivos o pasivo-agresivos. Ninguna de ellas resuelve el problema. Tenemos que trabajar en nuestras habilidades asertivas.

Póngalo en práctica:

Si tu agresividad pasiva se debe a que te resulta difícil lidiar con el comportamiento de otras personas, primero identifica los desencadenantes. ¿Qué están haciendo o qué han dicho? A continuación, vuelve a esa fracción de segundo en la que tienes que elegir. No reaccionar. Como el cerebro libera todas esas hormonas de la emoción, no es el mejor momento para responder.

Cuando estés en casa, cómodo y más relajado, tienes que planificar lo que quieres decir y cómo lo vas a decir para ser asertivo, pero a la vez educado y amable.

1. Entienda exactamente por qué está teniendo emociones negativas.
   Sé preciso con tus sentimientos. Si estás decepcionado, no digas triste. Si estás furioso, no digas enfadado.

1. Prepara lo que quieres decir a la persona y practícalo, ya sea en el espejo o con alguien de confianza.
2. Utiliza los enunciados "yo". Este es un consejo inestimable. Los enunciados "yo" se centran en tus sentimientos, en lugar de empezar con "tú", lo que da la impresión de culpar a la otra persona.
3. Controla tu lenguaje corporal. La afirmación requiere un contacto visual adecuado y una postura abierta, sin tener las manos en la espalda o apretadas en el regazo.
4. Controla tu voz. El tono de voz es una cosa, pero también lo es la velocidad. Si vas demasiado rápido, parecerás nervioso; si vas demasiado lento, parecerá que les hablas como si fueran estúpidos.
5. Sugerir una solución o una consecuencia si el comportamiento continúa.

Por ejemplo: "No, esta noche no puedo hacer horas extras, pero mañana sí", o "Si sigues faltándome al respeto delante de mis amigos, no volveré a invitarte". 7. Discúlpate si es necesario. Nadie es perfecto y, si te has equivocado con comportamientos anteriores, no pasa nada por admitirlo.

Cuando los demás son pasivo-agresivos contigo, no puedes dejarlo pasar. Esto se sumará a todo lo que hemos trabajado para superar en los capítulos anteriores. Al igual que ser asertivo puede ayudarte a superar tu propio comportamiento pasivo-agresivo, también te ayudará con los demás.

Esto se debe a que estás abordando el problema directamente.

Haz un esfuerzo adicional para controlar tus emociones con las personas pasivo-agresivas. El comportamiento pasivo-agresivo está estrechamente relacionado con la manipulación. Si una persona ve que ha llegado a ti, esto la animará a continuar.

Piensa en los hechos y en las pruebas que tienes. Por eso es mejor elegir un momento para ser asertivo en lugar de reaccionar en el momento, al menos por ahora.

No es tu trabajo cambiar a las personas pasivo-agresivas de tu vida. Ya tienes bastante con ocuparte de tu propia salud mental. Además, como sabes, si alguien no reconoce su comportamiento o no está dispuesto a cambiar, no lo hará.

Considere la posibilidad de poner un poco de espacio entre usted y estas personas. No tienes que eliminarlos de tu vida.

Pero puedes limitar el tiempo que pasas con ellas mientras estés comprometido con tu salud mental.

Entender qué es la positividad tóxica y cómo evitarla

La positividad es algo bueno. Al fin y al cabo, nos esforzamos por conseguirla. Entonces, ¿cómo puede ser tóxica la positividad? El Dr. Jamie Zuckerman, especialista en ansiedad y depresión en adultos, explica la positividad tóxica como la suposición de que se debe tener una mentalidad positiva a pesar del dolor que se siente.

Es la idea de que simplemente puedes cambiar toda tu perspectiva pensando en cosas positivas y sintiendo esas vibraciones positivas.

Ya sabes a qué me refiero con los cientos de memes que vemos.

Son los seres queridos que tratan de ayudar con cosas como "Mira el lado bueno" y "Podría ser peor". Pero subestiman la magnitud del problema. Es como si pudiéramos acostarnos pensando en lo bueno de nuestras vidas y despertarnos como una persona nueva.

Y lo que es peor, refuerza la idea incorrecta de que las emociones negativas son malas y que no debemos tener ese tipo de sentimientos. Las emociones positivas se nos imponen, obligándonos a sonreír. No sólo se aplastan nuestras emociones negativas, sino que además nos sentimos mal con nosotros mismos por tenerlas.

. . .

Sí, es cierto que las cosas podrían ser peores. Pero eso no significa que no puedas sentirte asustado, solo, confundido y enfadado.

Intentar no pensar en estos pensamientos o sustituirlos por otros positivos no ayudará. Al contrario, puede empeorar la situación.

Se pidió a dos grupos que verbalizaran su flujo de pensamientos durante 5 minutos. A un grupo se le dijo que no pensara en un oso blanco.

Al otro grupo se le dijo que pensara en un oso blanco. Cada vez que los participantes pensaban en el oso, hacían sonar una campana. El grupo al que se le dijo que no pensara en el oso hizo sonar la campana dos veces más que el otro grupo (Wegner, 1987).

La positividad tóxica requiere un examen minucioso de tus sentimientos.

Muy a menudo, nos quedamos atrapados en la mentalidad de que las emociones son positivas o negativas, o que tenemos que elegir entre una u otra. Esto no deja de ser una estrategia para no aceptar nuestras verdaderas emociones. Si estás contento, no puedes sentirte culpable por ello. Si estás enfadado, no tienes que avergonzarte. Puedes experimentar emociones positivas y negativas al mismo tiempo.

. . .

Ten cuidado con la positividad tóxica en tus relaciones. Si estás pasando por un momento difícil, necesitas que tu pareja no te diga cosas como "supéralo" o "no es para tanto".

Puede que no se den cuenta de lo que están haciendo y asuman que están diciendo cosas correctas para hacerte sentir mejor.

Sé asertivo y utiliza adjetivos específicos para describir cómo te sientes cuando los demás te imponen su positividad tóxica.

Recuérdales que no necesitas necesariamente que te salven o te aconsejen. Sólo necesitas que alguien te escuche y respete tus emociones.

Reconoce los pensamientos positivos tóxicos por lo que son: cualquier mensaje que excluya la opción de validar tus verdaderos sentimientos.

Anima a los demás a hacer lo mismo. Cuando las personas hablen de cómo se sienten, no descartes sus verdaderos sentimientos y no les impongas la positividad tóxica.

Póngalo en práctica

. . .

Por lo tanto, tenemos un último ejercicio que atará todo este capítulo y, literalmente, arrojará la negatividad que con frecuencia viene de otros.

Coge un papel. Escribe la experiencia negativa, la emoción, la persona, cualquier cosa que te afecte.

No es necesariamente un volcado de ideas, porque normalmente se trata de un par de frases concretas y no de todo lo que tienes en mente.

Coge ese trozo, rómpelo en pedazos y tíralos a la basura. No parece mucho, pero los estudios han demostrado que el proceso de tirarlas literalmente a la basura marca la diferencia.

Lo mejor de esto es que, mientras escribes sobre la fuente de tu negatividad, la estás procesando. Así, no estás evitando o reprimiendo tus emociones.

El último capítulo es de un optimismo y una positividad impresionantes. Vamos a terminar con un gran éxito y a descubrir lo que se necesita para encontrar y desarrollar nuestra autoestima, para hacer de los pensamientos positivos y de la autoconciencia un hábito natural, y cómo empezar a disfrutar del presente.

7

Produce Cambios Positivos Y Observa Las Diferencias En Todas Las Áreas De Tu Vida

Como ya he mencionado, hacer un cambio mental de lo negativo a lo positivo no es un caso de despertarse y decirse a sí mismo que sea positivo. Requiere tiempo, práctica y paciencia.

Antes de empezar a ver las cosas desde una perspectiva más optimista, hay que esforzarse por comprender y superar lo negativo.

Sin embargo, una vez que empiece a sentir que sus patrones de pensamiento son más neutrales, es un buen momento para trabajar en el fomento de la positividad en las diferentes áreas de su vida.

Por favor, no puedo enfatizar esto lo suficiente, no te saltes este capítulo sin pasar por el proceso de aliviar tu negatividad, rumiación, ansiedad y depresión.

• • •

Corres el riesgo de sufrir el efecto placebo. Te sentirás mejor durante un breve periodo de tiempo, pero la negatividad resurgirá.

Si sientes que la negatividad sigue controlando tu vida, tómate un poco más de tiempo para ver los efectos de las técnicas que hemos repasado.

Está bien tomarse este tiempo para hacerlo bien. Es un cambio que durará toda la vida, sé paciente contigo mismo. Si te entusiasma la idea de ser más positivo, empecemos.

Los pensamientos positivos dan resultados positivos

Antes de la década de 1980, el pensamiento positivo era un concepto con respaldo no científico. En 1985, dos profesores de psicología, Michael F. Scheier y Charles S. Carver, publicaron un estudio que respaldaba la idea de que el pensamiento positivo conduce a resultados positivos.

Desde entonces, el pensamiento positivo ha suscitado mucho más interés entre los investigadores. Esto ha dado lugar al término optimismo disposicional, que es lo que pretendemos.

• • •

El optimismo disposicional es la creencia de que nuestro futuro tendrá más acontecimientos y experiencias positivas que negativas.

Este tipo de optimismo fomenta una gran variedad de beneficios para el bienestar, concretamente la reducción de la depresión, la ansiedad y el estrés.

Ser más optimista y pensar en positivo no bloquea el estrés ni las preocupaciones. Sin embargo, te ayuda a encontrar las soluciones a los problemas al ver los resultados de una manera más favorable.

Antes de que nos tomáramos la vida demasiado en serio, había un gran número de actividades que nos gustaban y nos hacían reír y sentirnos bien. Piensa en lo que solías hacer de niño, tal vez era un entrenamiento de fútbol o baloncesto, patinar o salir con tus mascotas.

Busca grupos o clubes en tu zona que ofrezcan actividades que puedas probar. No tienes que comprometerte de por vida. Pero es estupendo explorar nuevas aficiones y descubrir lo que te hace feliz ahora.

Organízate. Sólo una cosa, como perder las llaves por la mañana, puede afectar a tus niveles de estrés durante el resto del día. Olvidar las contraseñas te hace perder tiempo. Faltar a reuniones y planes es una irresponsabilidad.

. . .

Organizarse mejor es un pequeño cambio que añade estructura a tu rutina y te ayuda a mantener el control. Utiliza aplicaciones, calendarios y listas para mantenerte organizado. Mantén los objetos importantes que necesitas cada día (como llaves, cargadores, bolsos, etc.) en el mismo sitio.

Parece que el autocuidado requiere mucho tiempo y el tiempo ya es escaso. Tienes que programar un tiempo de autocuidado, aunque sólo sean 30 minutos dos veces por semana o 10 minutos cada mañana. Establece la regla de que este tiempo es para ti y sólo para ti.

Lo que ocurrirá es que pronto empezarás a sentirte mejor y con más energía. Cosas como hacer la compra semanal no son tan agotadoras y es más fácil levantarse un poco antes para hacer más ejercicio. Conseguirás hacer más cosas durante las horas de trabajo, para no tener que trabajar más tarde por las tardes. El autocuidado es crucial para el equilibrio entre la vida laboral y la personal.

Automatice sus pensamientos positivos

¿Recuerdas el sesgo de negatividad? ¿La capacidad de recordar lo malo por encima de lo bueno porque cada vez que revivimos un mal momento, las neuronas del cerebro se disparan, se conectan y se hacen más fuertes?

. . .

Si podemos utilizar la ciencia para romper el sesgo de la negatividad y dejar de pensar en lo negativo, podemos utilizar la misma ciencia para automatizar el pensamiento positivo.

Piensa en esto: acabas de pasar una gran noche con tus amigos.

Has bailado, te has reído y es lo mejor que has sentido en mucho tiempo. Te vas a casa y piensas en la noche. Por la mañana, recuerdas una canción que has bailado y te hace sonreír. Durante el día, piensas en los terribles movimientos de tu amigo... y vuelves a reír.

Cada vez que piensas en tu increíble noche de fiesta, las neuronas del cerebro se disparan y crean nuevos recuerdos. Si haces lo mismo con todas las cosas buenas de tu vida, tus recuerdos serán más positivos.

Esto no sólo va a ayudar a tu cerebro a pensar automáticamente de forma más positiva. Te ayudará a tomar decisiones y a resolver problemas. Accedemos a los recuerdos de nuestras experiencias pasadas para resolver problemas actuales. Si un amigo te invita a salir y tu experiencia pasada fue mala, tu decisión se basará en esta negatividad y es más probable que digas que no, limitando tus nuevas experiencias.

Si tu cerebro tiene la capacidad de pensar automáticamente en negativo, tiene la capacidad de pensar automáticamente en positivo. Tienes que enseñarle cómo hacerlo.

Por qué y cómo vivir el momento

Si ha investigado sobre el pensamiento negativo, habrá visto que casi todo el mundo recomienda la meditación y por una muy buena razón. La meditación y la atención plena ayudarán en todos los temas que hemos tratado, desde la depresión hasta el sueño, pasando por los pensamientos intrusivos y la gestión del estrés.

Al igual que las afirmaciones y el pensamiento positivo, la meditación puede parecer la última solución para arreglar todos nuestros problemas. Pero si algo se ha utilizado durante miles de años, es difícil negar su eficacia.

La meditación se ha utilizado durante siglos como una forma de vivir el presente. Si nos tomamos un tiempo cada día para disfrutar del aquí y el ahora, no nos distraemos con las preocupaciones del pasado y el futuro.

Ser conscientes del presente nos permite mantener los pies en la tierra, reducir los niveles de estrés y ayudarnos a hacer frente a nuestros pensamientos y emociones negativas. Nos permite apreciar las pequeñas cosas de la vida que pueden hacernos felices y las cosas increíbles que hay en el mundo si nos fijamos bien.

Se ha demostrado que la meditación agudiza nuestra concentración, mejora la salud mental, fortalece nuestras relaciones e incluso reduce los prejuicios.

El presente merece más crédito. Es el único momento que tenemos que no tiene tiempo. Es lo que separa nuestro pasado y nuestro futuro. Nunca volverás a tener este momento presente. Entonces, ¿cómo empezar a disfrutar del presente?

Con la meditación consciente.

1. Dedica el tiempo necesario. Al principio, sólo serán unos minutos mientras aprendes. Asegúrate de que no te van a interrumpir y apaga el teléfono.
2. La meditación no tiene que ser sentada con las piernas cruzadas.

Puede sentarse, tumbarse, incluso caminar, siempre que esté cómodo.

1. Presta atención a tu cuerpo. ¿Tus músculos están relajados? ¿Necesitas cambiar de posición para liberar la tensión?

2. Vuelve tus sentidos al presente. La meditación consciente no consiste en silenciar la mente, sino en dejar que la mente preste atención a lo que ocurre. Concéntrate en la luz y el calor de tu piel. ¿Qué puedes oír y oler?
3. Inspira profundamente y con lentitud, y deja que se llene todo el vientre antes de exhalar. Sigue concentrándote en tu respiración. Cuenta las respiraciones si te ayuda.
4. La mente comenzará a divagar. No te juzgues por ello, es normal. Permite que el pensamiento vaya y venga, pero no le prestes una atención innecesaria. Visualiza como el pensamiento vuelve a flotar.
5. Vuelve a prestar atención a tu respiración. Cada vez que tu mente divague, acepta el pensamiento y vuelve a tu respiración.

El objetivo será aumentar gradualmente el tiempo de meditación hasta 10 o 20 minutos al día. Puedes empezar haciendo unos minutos, 2 o 3 veces al día o cuando lo necesites. Cada vez que hablo delante de un grupo grande, me tomo unos minutos para estar atento. No te rindas después de un día o dos. Pueden ser necesarias algunas semanas para empezar a notar los beneficios de la meditación consciente.

Parece una práctica sencilla. Pero aquietar el cerebro para poder aceptar los pensamientos, pero sin dejar que tomen el control, es más difícil de dominar de lo que parece. Además, hay tantos tipos de meditación que puede que necesites un poco de ayuda para encontrar la que más te convenga.

Una forma sencilla de convertir tus pensamientos tóxicos en acciones positivas

Los pensamientos tóxicos son los más desagradables, ya sea sobre uno mismo o sobre otra persona. No nos aportan ningún valor, lo que significa que lo único que van a conseguir es dudar de sí mismos, hablar negativamente de sí mismos, rumiar y formar una espiral negativa.

A medida que la confianza y la autoestima crezcan, tendrás menos pensamientos tóxicos sobre ti mismo.

Mientras tanto, vamos a utilizar estos pensamientos tóxicos para motivarnos a hacer los cambios que queremos ver.

Podemos hacerlo incorporando nuestros pensamientos tóxicos a nuestra autoconversión positiva. He aquí algunos ejemplos: - Soy feo: Soy feo cuando frunzo el ceño, así que tengo que acordarme de sonreír más.

-Nunca voy a perder este peso: voy a aumentar mi actividad aeróbica en X para perder Y en Z.

-No conseguiré el ascenso porque no soy lo suficientemente inteligente: Si hago este curso online, podré tener la misma cualificación que mis compañeros. Si hago dos cursos online, estaré más cualificado.

-Odio que mi amigo siempre se burle de mí: Mi nueva piel más gruesa evitará que las palabras de mi amigo me hieran mientras aprendo a ser más firme.

La mayoría de la gente piensa que la ira es una emoción mala. La ira no es ni buena ni mala, es lo que hacemos con ella lo que marca la diferencia. Los pensamientos tóxicos pueden suscitar muchas emociones: lástima, vergüenza, culpa, frustración y decepción, entre otras.

¿Y si pudiéramos convertir un pensamiento tóxico en ira y utilizar este peligro para el bien?
    Cuando nos enfadamos por algo, es porque nos importa.

Cuestiones globales como el cambio climático, el racismo y la violencia de género pueden suscitar pensamientos muy tóxicos.

Pero, en lugar de asumir que éste es el mundo en el que vivimos, ¿no sería mejor enfadarse y hacer algo al respecto?

Si alguien te maltrata, no te hagas la víctima, no lo aceptes.

. . .

Enfádate, ve a hacer ejercicio para despejar la cabeza, potencia todas las hormonas necesarias y ve a decirle a esa persona que no lo vas a soportar más.

Recuerda que tú controlas tu ira, la ira no te controla a ti. Esta técnica se deja para más adelante en el libro porque se consideraría una técnica más avanzada. Tienes que ser plenamente consciente de tus emociones y saber cómo calmarte después de enfadarte.

Si no puedes controlar tus emociones, corres el riesgo de actuar sobre la ira. Utiliza la ira sólo como una patada en el trasero para ponerte en acción positiva.

Póngalo en práctica

Para esta práctica, necesitamos 15 minutos. Sé que parece mucho, pero todavía hay 1.425 minutos en el día para hacer todo lo demás. Estos 15 minutos van a ser los cruciales para empezar el día con buen pie y todo lo que necesitas es levantarte 15 minutos antes.

Comienza respirando profundamente un par de veces. Estira los músculos, prestando especial atención al cuello, los hombros y la columna vertebral. Ahora elija un ejercicio aeróbico vigoroso como saltar, saltar a la comba o correr en el acto.

. . .

Elige otra actividad aeróbica baja, como caminar en el acto o bailar.

Vamos a hacer 30 segundos de alto impacto seguido de 1 minuto de bajo impacto. Repite esto 4 veces. A continuación, haz más estiramientos. A continuación, ponte cómodo y termina con unos minutos de meditación consciente. Termina tus 15 minutos con una afirmación positiva o una declaración de gratitud.

Tras una ducha y ropa limpia, estarás en el lugar perfecto física y mentalmente para el día. Si ya eres una persona activa, puede que te des cuenta de que puedes hacer más, lo cual es estupendo.

La idea en este momento es empezar, sin necesidad de ningún equipo ni excusas.

Una vez que empieces y se convierta en parte de tu rutina, puedes empezar a hacer pequeños cambios para ampliar la intensidad y el tiempo.

Conclusión

Tienes motivos para sentirte como te sientes. La forma en que te hablas a ti mismo de los acontecimientos, las experiencias y las personas desempeña un papel importante en la interpretación de los acontecimientos. Cuando te des cuenta de que interpretas algo de forma negativa, o de que sólo te centras en el aspecto negativo de la situación, busca formas de replantear los acontecimientos desde un punto de vista más positivo.

Esto no significa ignorar los peligros potenciales o llevar gafas de color de rosa, sino simplemente reenfocar los acontecimientos para darles la misma importancia que a los buenos.

El sesgo de negatividad puede tener un poderoso impacto en tu comportamiento, pero ser consciente de él significa que puedes tomar medidas para adoptar una perspectiva más positiva de la vida. Adoptar un enfoque más consciente que implique ser consciente de tu propia tendencia a la negatividad y elevar conscientemente los pensamientos más felices

Conclusión

al primer plano de la conciencia, es una de las mejores maneras de combatir el sesgo negativo.

Rumiar lo negativo puede pasar factura, por lo que tomar medidas para combatir este sesgo puede contribuir a mejorar tu bienestar mental. Tengo confianza en que podrás trabajar en ello con ayuda de este libro al que siempre podrás volver cuando tengas dudas.

www.ingramcontent.com/pod-product-compliance
Lightning Source LLC
LaVergne TN
LVHW011706060526
838200LV00051B/2779